Women Cross Training

Cross Training für Frauen

Michael Brauer

DEIN KOSTENLOSES GESCHENK

Als kleines Dankeschön für den Kauf dieses Buches möchte ich Dir ein kostenloses E-Book zur Verfügung stellen, dass ich exklusiv für meine Leser und Blogbesucher online gestellt habe.

Ich weiß aus eigener Erfahrung, dass vor allem der Einstieg beim Fitnesstraining nicht so einfach ist. Daher habe ich ein simples, aber effektives Training zusammengestellt, das gerade in den ersten 90 Tagen optimale Ergebnisse bei geringem Aufwand zeigt.

Dieses Trainingsprogramm ist aus meiner langjährigen Arbeit mit den unterschiedlichsten Kunden entstanden und hilft mit wenigen Übungen und Workouts beim Abnehmen und auch beim Muskelaufbau.

Lade Dir jetzt No Gym! – Training ohne Fitnessstudio kostenlos herunter!

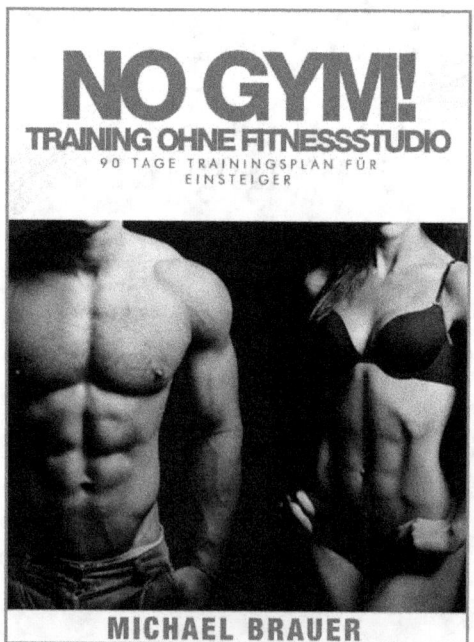

http://fitstrongsexy.de/dein-kostenloses-e-book/

EINLEITUNG

Cross Training ist das ideale Trainingssystem, um abzunehmen und einen schlanken und athletischen Körper zu formen. Es verbindet Elemente und Prinzipien aus dem Kraftsport, aber auch aus dem Ausdauertraining, der Gymnastik und Leichtathletik.

Das Tolle an Cross Training ist, das jedes Workout individuell herausfordernd und damit gleichermaßen für Anfänger und Fortgeschrittene geeignet ist.

Viele Frauen denken, sie würden mit Krafttraining und Cross Training zu viel Muskelmasse aufbauen, und scheuen deshalb freie Gewichte und intensive Bodyweight Übungen. Jedoch sind es genau diese Übungen, die wie geschaffen dafür sind, endlich den wohlgeformten und fitten Körper zu erhalten, den sich Frauen so sehr wünschen.

In diesem Buch zeige ich Dir nicht nur die Übungen und Workouts, die Du brauchst, um Dein Fitnessziel und Deine ästhetischen Vorstellungen umzusetzen, ich zeige Dir auch, warum Cross Training und Krafttraining perfekt für Dich sind.

Das Training in diesem Buch ist so strukturiert, dass Du ohne Vorkenntnisse beginnen kannst. Selbst wenn Du noch nie ein Fitnessstudio betreten hast und noch nie eine Hantel in der Hand hattest, kannst Du mit meinem Trainingsprogramm einsteigen.

Alles wird Schritt für Schritt erklärt und das Training steigert sich Woche für Woche, so dass es Dich stufenweise nach vorne bringt, immer ein kleines Stück näher heran an Dein großes Endziel.

Für die Übungen in diesem Buch brauchst Du nur ein Minimum an Equipment, wie ein Springseil (Jump Rope), Laufschuhe, zumindest eine Kurzhantel, eine Langhantel und ein paar Gewichte. Teure Geräte oder sogar eine Mitgliedschaft in einem Fitnessstudio oder einer Cross Training Box brauchst Du nicht.

Die Workouts dauern zwischen 20 und 60 Minuten und beinhalten Kraft- und Ausdauerübungen und sind für Dich geeignet, wenn Du abnehmen willst, fitter werden möchtest oder einfach nur eine neue Herausforderung für Dein Training suchst.

Alle Workouts sind in einem 365-Tage-Trainingsplan organisiert, der Dich ein Jahr lang begleiten und an Deine Grenzen bringen wird.

Ich wünsche Dir viel Spaß und Erfolg beim Training – Michael Brauer von Fit Strong Sexy

FÜR WEN IST DIESES BUCH GEEIGNET?

Die ersten Trainingswochen des 365-Tage-Trainingsplans richten sich an Anfänger. Die Basisübungen werden hier erläutert und eingeführt. In der Folge werden die Workouts intensiver und umfänglicher und neue, komplexere Übungen kommen hinzu.

Nach den ersten 12 Wochen erwarten Dich dann die Intermediate Workouts. Diese Workouts sind auch für fortgeschrittene Fitnesssportler geeignet und bilden den Übergang zu den letzten Workouts im Advanced Bereich.

In diesem letzten Abschnitt des Trainings, erwarten Dich einige der schwierigsten Workouts, die Cross Training zu bieten hat, die sogenannten Benchmark-WODs.

Wenn Du Dich an den hier präsentierten Trainingsplan hältst und ihn konsequent umsetzt, wirst Du schließlich auch diese Workouts meistern können und nach einem Jahr Dein persönliches Fitnessziel erreicht haben.

Zusätzlich zum 365-Tage-Trainingsplan zeige ich Dir zunächst, warum Krafttraining für Frauen so wichtig ist und welche Vorteile Cross Training mit sich bringt.

CROSS TRAINING SERIES

Die Cross Training Series umfasst mehrere Bücher, die alle der gleichen Struktur und dem gleichen Prinzip folgen. Dabei unterscheiden sie sich jedoch inhaltlich und bieten für unterschiedliche Zielgruppen den richtigen Trainingsplan.

1. „Beginner Cross Training"

In Beginner Cross Training geht es um den Einstieg ins Cross Training. Die Workouts sind so ausgelegt, dass man als absoluter Anfänger mit dem Training beginnen kann. Alle Übungen werden Schritt für Schritt erklärt und die Workouts führen Dich Stück für Stück zu den Benchmark-WODs.

2. „Bodyweight Cross Training"

In Bodyweight Cross Training geht es um das Training mit dem eigenen Körpergewicht. Der 365-Tage-Trainingsplan nutzt nur Bodyweight Übungen, die praktisch überall gemacht werden können. Als Equipment benötigt man lediglich ein Jump Rope (Speed Rope). Auch das Bodyweight Cross Training beginnt praktisch bei null und ist damit perfekt für Anfänger geeignet.

3. „Advanced Cross Training"

Advanced Cross Training geht den nächsten Schritt. Nachdem man das Beginner Cross Training geschafft hat, kann man mit diesen fortgeschrittenen Workouts einsteigen. Ein neuer 365-Tage-Trainingsplan zeigt intensivere Übungen und führt zu den sogenannten Hero-WODs.

4. „Kettlebell Cross Training"

Kettlebell Cross Training gibt Dir eine Einführung in das Training mit Kettlebell-Übungen. Viele der fortgeschrittenen WODs nutzen Kettlebell-Übungen, da sie viele Vorteile mit sich bringen. Mit einem neuen 365-Tage-Trainingsplan lernst Du die Basics kennen und erhältst eine weitere Herausforderung für Dein Training.

5. „Women Cross Training"

Women Cross Training ist speziell für Frauen kreiert worden. Meist zögern Frauen damit, ein intensives Krafttraining zu beginnen, mit der Sorge, zu viel Muskelmasse aufzubauen. Warum diese Sorge unbegründet ist, zeige ich in diesem Buch und präsentiere darüber hinaus einen neuen 365-Tage-Trainingsplan, speziell auf die Bedürfnisse von Frauen zugeschnitten.

INHALTSANGABE

Krafttraining für Frauen

Viel zu oft sieht man, wie Frauen in den Fitnessstudios auf den Cardiogeräten „verhungern", während Männer sich um die Kraftgeräte und Hanteln kümmern. Auch wenn es unwiderlegbare anatomische und physiologische Unterschiede zwischen Mann und Frau gibt, sind Muskeln jedoch prinzipiell immer gleich aufgebaut und müssen daher auf die gleiche Art und Weise trainiert werden. Dennoch wagen sich viele Frauen nicht ans Krafttraining heran. Die Ursache dafür sind zahlreiche Mythen, die sich bis heute hartnäckig gehalten haben. Doch einmal widerlegt, spielen diese Mythen für Frauen keine Rolle mehr und zeigen ihnen sehr deutlich, dass sie ihre Fitnessziele mit einem gut strukturierten Ausdauer- und Krafttraining viel effektiver erreichen können als nur mit Cardiogeräten.

Typische Mythen beim Krafttraining

Die folgenden Weisheiten sind die typischsten, die beim Krafttraining kursieren, und (Überraschung!) die meisten davon sind nichts als widerlegbare Mythen.

Frauen und Männer müssen unterschiedlich trainieren

Ein unterschiedlicher Trainingsansatz kann eigentlich nur zwei Ursachen haben:

1. Unterschiedliche Voraussetzungen
2. Unterschiedliche Zielsetzungen

Zwar ist es korrekt, dass Männer mehr Muskelmasse aufbauen können, was in erster Linie mit dem erhöhten Testosteronspiegel zusammenhängt, aber das Muskelgewebe ist bei Frauen und Männern exakt gleich aufgebaut. Deshalb greifen sowohl bei Männern, als auch bei Frauen die gleichen Trainingsprinzipien. Wenn ein Krafttraining also für Männer effektiv ist, dann ist es das auch für Frauen, weshalb Männer und Frauen im Prinzip die gleichen Voraussetzungen für ein Krafttraining erfüllen.

Bleibt also noch die unterschiedliche Zielsetzung. Wenn Männer abnehmen wollen, wird ihnen empfohlen, ein kombiniertes Kraft- und Ausdauertraining umzusetzen. Warum sollte das Training dann für Frauen anders aussehen, wenn auch sie abnehmen wollen?

In der Regel ist es der Muskelaufbau, den Männer wollen und Frauen fürchten. Wie aber bereits erwähnt, bauen Männer mehr Muskelmasse auf, weil sie mehr Testosteron haben. Es ist also nicht das Training, das hier den Unterschied macht, sondern der natürliche Hormonspiegel. Unabhängig davon, wie hart eine Frau trainiert, wird sie niemals (auf gesunde und legale Art und Weise) so viel Muskelmasse aufbauen können, wie es die meisten Frauen befürchten, da sie physiologisch dazu einfach nicht in der Lage ist.

Wie man sieht, ist der Glaube, dass Frauen anders als Männer trainieren müssen, um abnehmen zu können und nicht zu viel Muskeln aufzubauen, nur ein Mythos.

Fettreduktion an Problemstellen

Warum gibt es spezielle BOP (Bauch, Oberschenkel, Po) Kurse für Frauen?

Frauen wollen genau an diesen „Problemzonen" Fett abbauen und das Gewebe straffen. Allerdings funktioniert der Fettabbau nicht auf diese Art. Wer seine Brustmuskeln aufbauen will, trainiert Bankdrücken, da diese Übung die Brustmuskeln beansprucht. Allerdings beansprucht das Bankdrücken nicht das Fett, welches um die Brust herum zu finden ist.

Warum sollte dann also eine Übung, die die Pomuskulatur beansprucht, auch die dortigen Fettpolster schmilzen lassen?

Fettzellen sind nichts anderes als eine Energiereserve des Körpers. Wenn dem Stoffwechsel Energie fehlt, wird sie mobilisiert, verbrannt und dementsprechend abgebaut. An welcher Stelle der Reiz für den Energiebedarf erzeugt wird, spielt dabei keine Rolle. Viel wichtiger ist der Umfang des Bedarfs. Denn je größer dieser ist, desto mehr Energie muss mobilisiert, verbrannt und abgebaut werden.

Wer also Fett an seinen Problemzonen abbauen will, sollte Übungen wählen, die viel Energie verbrennen. Und je mehr Muskulatur an einer Bewegung beteiligt ist, desto mehr Energie wird verbrannt. Daher sind zum Beispiel Squats viel effektiver als eine Übung, die die Pomuskulatur isoliert trainiert (wie in einem BOP Kurs).

KRAFTTRAINING MACHT MUSKULÖS UND BREIT

Wie schon erwähnt macht nicht das Krafttraining breit und muskulös, sondern der Muskelaufbau. Und der Muskelaufbau ist unter anderem abhängig vom Testosteron und der zugeführten Kalorienmenge.

Wer einen niedrigen Testosteronspiegel hat (wie Frauen) und mit der Nahrung nur seinen Kalorienbedarf deckt, wird nur in Maßen Muskulatur aufbauen und unter keinen Umständen breit werden.

MIT AUSDAUERTRAINING VERBRENNT MAN MEHR FETT

Diese Aussage ist etwas facettenreicher. Im Grunde ist es nämlich von Bedeutung, welche Art von Ausdauertraining man betreibt und im Vergleich dazu, welche Art von Krafttraining man ausübt.

Generell ist das Krafttraining effektiver beim Abbau von Fett, weil es die großen Vorteile des „Nachbrenneffekts" und der Erhöhung des Grundbedarfs mit sich bringt.

- Mit dem Nachbrenneffekt ist gemeint, dass auch nach dem Krafttraining der eigene Körper durch die Regenerationsprozesse mehr Energie verbraucht, obwohl das Training bereits Stunden zurückliegt. Dieser Effekt ist beim moderaten Ausdauertraining nicht zu verzeichnen.
- Die Erhöhung des Grundbedarfs, ergibt sich wiederum aus dem Aufbau der Muskelmasse, der zwar bei Frauen eher schwach ausgeprägt ist, aber dennoch eine Rolle spielt. Je mehr Muskelmasse man nämlich hat, desto mehr Energie benötigt der Körper über den Alltag verteilt, um sich selbst zu versorgen. Je mehr Muskelmasse man also hat, desto mehr Fett wird im Alltag verbrannt.

Diesen Vorteilen zum Trotz kann ein intensives Ausdauertraining mehr Fett verbrennen, aber nur, wenn man es mit einem wenig intensiven Krafttraining vergleicht.

Bei annähernd gleicher Dauer und Intensität ist das Krafttraining effektiver, wenn es um das Verbrennen von Fett geht. Ideal ist natürlich die Kombination aus beidem.

SUPPLEMENTS FÜR FRAUEN

Die Fitnessindustrie nutzt immer wieder neue Methoden, die ahnungslose Kunden um ihr Geld bringen sollen. Eine der neuen Maschen ist der Verkauf von sogenannten »Supplements für Frauen«. Spezielle Proteine und Fettburner sollen Frauen zu größeren Erfolgen verhelfen und gerade für ihre Physiologie entwickelt worden sein.

Jedoch muss man sich nur die Frage stellen, warum Frauen ein spezielles Supplement benötigen, wenn sie doch im Alltag auf die gleichen Ernährungsprinzipien setzen wie Männer. Gibt es einen Apfel nur für Frauen? Gibt es ein Wasser, das gesünder für Frauen als für Männer ist? Gibt es spezielles Fleisch für Frauen?

Wenn es all diese Dinge nicht gibt, warum soll ein Supplement für Frauen dann sinnvoll sein?

VIELE WIEDERHOLUNGEN = DEFINITION, WENIG WIEDERHOLUNGEN = MUSKELWACHSTUM

Leider hält sich dieser Mythos schon lange und zwar bei Männern und Frauen.

Muskeln sehen definierter aus, wenn das umliegende Fettgewebe abgebaut und der Wasseranteil im Muskel reduziert wird. Dies erreichen Bodybuilder durch eine negative Kalorienbilanz und eine Entwässerung wenige Tage vor einem Wettkampf und nicht mit höheren Wiederholungszahlen.

Umgekehrt erzeugt man Muskelwachstum durch einen Wachstumreiz (durch Training), eine positive Kalorienbilanz und ausreichende Regeneration und nicht durch niedrige Wiederholungszahlen.

Sowohl Frauen als auch Männer sollten große Umfänge (viele Wiederholungen) und kleine Umfänge (niedrige Wiederholungszahlen) in ihr Training einbinden, um optimale Ergebnisse erzielen zu können.

DAS PERFEKTE KRAFTTRAINING FÜR FRAUEN

Die meisten Frauen haben genau ein Ziel beim Fitnesstraining: einen schlanken und ästhetischen Körper zu haben. Das perfekte Krafttraining für Frauen beinhaltet folgende Prinzipien, die dazu beitragen, dieses Ziel effektiv und schnellstmöglich zu erreichen.

FRAUEN SOLLTEN SCHWERE GEWICHTE BENUTZEN

Schwere Gewichte sind notwendig, um eine hohe Trainingsintensität zu erzeugen. Die Intensität entscheidet letztlich darüber, wie viel Fett man verbrennen kann. Wie bereits zuvor erwähnt, brauchen Frauen dabei keine Angst zu haben, sie würden überproportional viel Muskelmasse aufbauen. Die natürlichen Grenzen werden durch die Konzentration des Testosterons bestimmt, welche bei Frauen zu niedrig ist, um besorgniserregende Massen an Muskelgewebe aufbauen zu können.

KOMPLEXE ÜBUNGEN

Komplexe Übungen beinhalten immer Bewegungen in mehreren Gelenken. Dadurch ist mehr Muskelmasse pro Wiederholung involviert und es muss dementsprechend mehr Energie für die Übungen aufgewendet werden. Je mehr Energie gebraucht wird, desto mehr Fett wird schließlich verbrannt. Somit sind komplexe Übungen (wie z.B. Squats) immer Isolationsübungen (wie etwa der Beinpresse) vorzuziehen.

TRAINING VARIIEREN

Der Hauptgrund, aus dem die meisten Trainierenden nach den ersten Wochen keine Fortschritte mehr machen, ist der Mangel an Variantenreichtum beim Training. Um Anpassungserscheinungen der Physiologie zu provozieren, sind Belastungen notwendig, die den Körper herausfordern und ihn „überraschen". Trainingsmethoden, die das schaffen, zeigen dem Körper, dass es Belastungen gibt, auf die er sich besser vorbereiten muss. Genau deshalb entsteht die Anpassung. Wer dem Körper aber immer dieselben Reize liefert, überrascht ihn nicht mehr und löst in der Folge auch keine Anpassungen mehr aus.

AEROBIC IST INEFFEKTIV

Mit Aerobic abnehmen und einen schlanken und fitten Körper formen ist möglich. Mit der richtigen Mischung aus Kraft- und Ausdauertraining ist dies aber viel einfacher und effektiver möglich. Der Grund dafür liegt in der Variation. Beim Aerobic wird meist auf einem intensiven, aber einseitigen Niveau trainiert. Die Übungen und Methoden sind so ausgelegt, dass sie auf Kraftausdauer abzielen und niedrige Intensitäten bei höheren Umfängen wählen. Das kombinierte Kraft- und Ausdauertraining ist hier effektiver, da es sowohl Kraftausdauer, als auch Hypertrophie und Maximalkraft abdeckt und dem Körper somit einen umfassenderen Trainingsreiz liefert, der alle Aspekte der Fitness berücksichtigt.

KRAFTTRAINING VERBRENNT MEHR KALORIEN ALS AUSDAUER - DIE KOMBINATION VERBRENNT NOCH MEHR

Krafttraining verbrennt durch den Nachbrenneffekt und den erhöhten Kalorienbedarf im Schnitt mehr Kalorien als Ausdauertraining. Aber noch mehr Kalorien verbrennt man, indem man Kraft- und Ausdauertraining kombiniert und die Vorteile beider Optionen nutzt.

FIT = SCHLANK

Bodytoning, Bodysculpting, Definitionstraining, Schlankheitstraining, bla, bla, bla. Wirklich schlank und ästhetisch sind Körper, die fit sind. Wer sich weniger darauf konzentriert, gut auszusehen, erkennt, dass man gutes Aussehen als Nebenprodukt erhält, wenn man sich einfach darauf konzentriert, fit zu werden. Ein fitter Körper ist kraftvoll, beweglich, ausdauernd, koordinativen Herausforderungen gewachsen und ganz nebenbei auch schlank und attraktiv.

TRAINING + REGENERATION + ERNÄHRUNG

Nicht das Training macht den Unterschied, sondern die ganzheitliche Kombination aus Training, Erholung und Ernährung. Je härter man trainiert, desto mehr muss man regenerieren und Energie in Form von Nahrung zuführen. Einen dieser Faktoren alleine nutzen zu wollen kann bis zu einem gewissen Maße Erfolge zeigen, aber niemals die Wirkung des komplexen Zusammenspiels aller drei Faktoren übertreffen. Wer seine Ernährung zu 80% gesund gestaltet, an 8 von 10 Trainingstagen auch erscheint und an 8 von 10 Tagen vernünftig schläft, wird massive Fortschritte erzielen als jemand, der nur zu 100% richtig trainiert und die anderen beiden Faktoren vernachlässigt.

CROSS TRAINING

Neben den Mythen und Vorbehalten gegenüber dem Krafttraining haben Frauen auch manchmal Vorurteile bezüglich des Systems Cross Training. In diesem Kapitel will ich zeigen, wie effektiv Cross Training für Frauen ist und warum Du mit diesem System trainieren solltest.

CROSS TRAINING FÜR FRAUEN

Zu Beginn möchte ich nochmal darauf eingehen, dass es eigentlich kein separates Cross Training für Frauen gibt und zwar aus dem einfachen Grund, weil es auch kein separates Krafttraining für Frauen gibt. Die Prinzipien, die für Männer gültig sind, greifen auch für Frauen und helfen ihnen dabei, ihre Ziele zu erreichen.

TYPISCHE CROSS TRAINING MYTHEN

Zu Cross Training gibt es ebenfalls spezielle Mythen, die sich hartnäckig halten.

Cross Training ist zu intensiv für Frauen

Cross Training ist nicht zu intensiv für Frauen oder für Männer. Cross Training ist genauso intensiv, wie Du es haben willst. Die meisten Workouts werden auf Zeit trainiert, so dass man sich einfach länger Zeit lassen kann, sobald man das Gefühl hat, das Training wird zu intensiv. Darüber hinaus kann man auch das Trainingsgewicht bei vielen Workouts frei wählen, weshalb man hier auf weniger schwere Gewichte zurückgreifen kann.

Cross Training ist zu anstrengend für Anfänger

Auch Anfänger können mit Cross Training schonend einsteigen, indem sie etwas Tempo rausnehmen und leichtere Gewichte verwenden. Gerade am Anfang dieses Buchs werden Technikübungen vorgestellt und Workouts für Anfänger genutzt. Auf diese Art ist Cross Training sogar prädestiniert für Anfänger.

Cross Training ist zu teuer

Eine Cross Training Box mit einem lizensierten Trainer kann ebenso teuer oder sogar teurer sein als eine Fitnessstudiomitgliedschaft. Mit diesem Buch hast Du aber die Möglichkeit, ein kostengünstiges Training mit einem Minimum an Equipment (Jump Rope, Langhantel, Kurzhantel und Gewichte) durchführen zu können.

Ein Trainer kann zwar dabei helfen, die korrekte Technik leichter und schneller zu erlernen, aber sofern man gerade am Anfang selber konzentriert auf seine Technik achtet, sind eine teure Box oder ein noch teurerer Personal Trainer nicht zwingend notwendig.

CROSS TRAINING TATSACHEN

Cross Training ist perfekt für Frauen geeignet, um ihre individuellen Fitnessziele zu erreichen. Und zwar aus folgenden Gründen:

Cross Training trainiert ganzheitlich

Cross Training trainiert nicht Kraft oder Ausdauer, sondern Fitness. Und wie zuvor erwähnt ergibt sich ein schlanker und ästhetischer Körper als Resultat aus Fitness. Cross Training kombiniert hierbei Kraft-, Ausdauer-, Beweglichkeits- und Koordinationstraining und ist damit effektiver als Trainingssysteme, die das nicht tun.

Cross Training nutzt komplexe Übungen

Über die Bedeutung von komplexen Übungen habe ich bereits gesprochen. Cross Training setzt vermehrt auf komplexe Übungen und vermeidet Isolationsübungen, weil sie ineffektiver sind.

Cross Training in der Gruppe

Cross Training kann individuell trainiert werden, aber auch in der Gruppe. Die Mitglieder einer Trainingsgruppe unterstützen sich hierbei gegenseitig und motivieren einander. Damit fügt Cross Training dem Krafttraining ein weiteres Element hinzu, das Frauen wahrscheinlich aus der Gruppendynamik eines Aerobic-Kurses gewohnt sind.

Cross Training ist individuell

Wer sich überfordert fühlt, nimmt einen Gang raus und trainiert langsamer oder verwendet leichtere Gewichte. Wer sich unterfordert fühlt, legt zu. Cross Training ist immer individuell herausfordernd und damit auch individuell beanspruchend. Das Training ist so für jeden spezifisch und trainiert Athleten entsprechend ihrem Leistungsniveau.

CROSS TRAINING

Cross Training wird normalerweise in einem speziellen Gym, einer sogenannten „Box", trainiert. Wenn Du jedoch mit diesem Buch individuell und für Dich alleine, ohne Box oder Trainer, arbeiten möchtest, dann solltest Du Dich an folgende Prinzipien halten.

EINE CROSS TRAINING EINHEIT

Auch wenn die Workouts, die sogenannten WODs (Workouts of the day), im Cross Training fast jeden Tag variieren, so ist der Ablauf einer Trainingseinheit doch immer derselbe. Dieser Ablauf hat sich bewährt und sorgt dafür, dass Du den größten Nutzen aus Deinem Training herausholen kannst.

Die grobe Struktur einer Crosstrainingseinheit sieht immer so aus:

1. Warm-Up
2. Techniktraining
3. WOD (Workout of the day)
4. Cool-Down

Diesen Ablauf solltest Du einhalten, wenn Du alleine trainieren möchtest.

Warm-Up

Das Warm-Up ist geprägt von lockeren Ausdauerübungen, wie leichtes Joggen, Jumping Jacks oder entspannte Burpees. Nach dem allgemeinen Aufwärmen durch diese Ausdauerübungen folgen Übungen mit wenig Gewicht, die auf das anschließende WOD vorbereiten sollen. Erwarten Dich zum Beispiel Deadlifts und Benchpress im WOD, so solltest Du im Warm-Up 5-10 lockere Liegestütze und Air Squats machen.

Durch das Warm-Up wird Dein Körper auf die folgende Beanspruchung vorbereitet. Dies dient zum einen der Verletzungsprophylaxe und zum anderen steigert es Deine Leistungsfähigkeit.

Techniktraining

Für viele ist Krafttraining nichts als simples Heben, Drücken und Stoßen von Gewichten. Wer aber schon einmal eine komplexere Übung (wie Deadlift oder Clean) gemacht hat, der weiß, dass viele Krafttrainingsübungen auch einen hohen koordinativen Anspruch haben. Diese Koordination muss ebenfalls trainiert werden. Genau dafür ist das Techniktraining da.

Wenn Du alleine trainierst, dann solltest Du während des Techniktrainings zum einen Übungen ausführen, die Du noch nicht sauber beherrschst und zum anderen die Übungen durchführen, die im folgenden WOD verlangt werden.

Dabei geht es weder um Geschwindigkeit noch um Gewicht. Beim Techniktraining geht es nur um die Form, weshalb Du hier ein langsames Bewegungstempo und wenig bis keine Gewichte verwenden solltest.

Führe jede Übung ein paar Mal durch, bis Du mit Deiner Technik zufrieden bist und Du die Belastung dort spürst, wo sie auch sein soll, nämlich in den beanspruchten Muskelgruppen.

WOD (Workout of the day)

Das WOD ist das Kernstück einer jeden Cross Training Einheit. Auch wenn sich die meisten WODs voneinander unterscheiden, so trainieren sie insgesamt jedoch immer Deine Fitness im Allgemeinen.

Bei den WODs geht es entweder darum, so viele Wiederholungen wie möglich in einer vorgegebenen Zeit zu schaffen oder eine vorgegebene Wiederholungszahl so schnell wie möglich zu absolvieren.

Es gibt auch zusätzliche Trainingsprinzipien, die aber letztlich nur Varianten dieser beiden sind.

Cool-Down

Das Cool-Down ist ebenso wichtig wie das Warm-Up. Inhaltlich geht es hier erneut um ein lockeres Ausdauertraining, allerdings diesmal in Verbindung mit Basic Stretching Übungen.

Leichtes Auslaufen und ein paar Dehnübungen optimieren die anschließende Regeneration und wirken ebenso wie das Warm-Up verletzungsprophylaktisch und leistungssteigernd.

ERNÄHRUNG

Neben dem Training und der Regeneration gibt es noch einen dritten entscheidenden Faktor, wenn es darum geht, gesünder zu leben, sich fitter zu fühlen und besser auszusehen. Dieser Faktor ist die Ernährung. Mit dem später folgenden Trainingsplan hast Du zwar Training und Regeneration abgedeckt, aber Du wirst Dein Ziel schneller erreichen, wenn Du Dich auch an die Prinzipien einer gesunden und ausgewogenen Ernährung hältst, die ich Dir in diesem Kapitel präsentieren möchte.

WIE WICHTIG IST DIE ERNÄHRUNG

Auch wenn Training und Regeneration einen starken Einfluss auf den Körper haben, so macht doch die Ernährung den größten Unterschied.

Genau deshalb solltest Du auch auf Deine Ernährung achten, wenn Du den Körper Deiner Träume formen willst.

Allerdings ist damit nicht gemeint, dass Du eine der zahlreichen Diäten durchhalten musst oder nie mehr zu Schokolade greifen darfst. Eine gesunde und ausgewogene Ernährung kann zu 90% umgesetzt werden und massive Erfolge zeigen, wobei sie immer noch 10% Freiraum für kleine Sünden übrig lässt.

DIÄTEN SIND SCHWACHSINN

Eine Diät ist von vornherein zum Scheitern verurteilt. Es ist ein kurzfristig angelegtes Instrument für ein langfristiges Verhalten.

Die neue Graupensuppen-Diät mag kurzfristig Erfolge bringen, aber kann man sich sein Leben lang von ihr ernähren? Friss-die-Hälfte zeigt unmittelbare und greifbare Ergebnisse, aber kann man sein Leben lang auf die Hälfte von allem verzichten?

Statt nach kurzfristig ausgelegten Methoden zu leben, um langfristige Ergebnisse zu erzielen, muss man adäquate, langfristige Methoden suchen und anwenden.

Wer bisher jeden Tag 2 Liter Cola getrunken hat, muss Cola nicht sofort und dauerhaft aus seiner Ernährung streichen, sondern zunächst nur von Mo-Sa. Kann man sein Leben lang Mo-Sa Wasser trinken und seinen Cola-Konsum auf Sonntag beschränken, auch wenn man Cola mag? Mit Sicherheit.

Statt einer Diät sollte man einfach seinen gesunden Menschenverstand benutzen. Jeder weiß, was ungesund und gesund ist. Ein Kindergartenkind kann einen Apfel und einen Schokoriegel diesen beiden Kategorien problemlos zuordnen.

Fang daher mit den einfachen und logischen Dingen an und deine Ernährung wird sich immens verbessern.

DIE EINFACHEN DINGE ZUERST

Die nun folgenden Prinzipien sind einfach, aber so wichtig, dass sie nachhaltige Ergebnisse liefern. Es sind allgemeingültige Prinzipien, die Dir zunächst simpel erscheinen, aber wenn Du sie dauerhaft umsetzt, wirst Du schnell erkennen, dass sie alleine ausreichen und jede Diät der Welt überflüssig machen.

WASSER

Der Hauptgrund, warum viele Menschen nicht abnehmen, die sich ausreichend bewegen und ausgewogen ernähren, ist ihr geringer Wasserkonsum. Wasser wird für alle Stoffwechselprozesse im Körper benötigt und sobald eine Unterversorgung mit Wasser besteht, werden alle Stoffwechselprozesse vermindert. Damit der Stoffwechsel optimal arbeiten kann, ist es daher am wichtigsten, den Wasserhaushalt auszugleichen. Die beste Möglichkeit, diesen individuell zu überprüfen, ist der eigene Urin. Sobald der Urin klar ist, wurde ausreichend Wasser konsumiert. Für die meisten Menschen wird dieser Zustand erst erreicht, wenn mehr als 3 Liter Wasser täglich konsumiert werden. Bei intensivem Sport kommt noch einmal knapp ein

Liter hinzu. Zwar ist diese Empfehlung nur grob anwendbar, da die benötigte Wassermenge auch mit dem Körpergewicht zusammenhängt, aber 3 Liter täglich zu trinken ist eine einfache Richtlinie, die simpel umsetzbar ist und somit einfache Erfolge zeigen wird.

NATÜRLICHE LEBENSMITTEL

Warum stehen auf Verpackungen von Fertiggerichten die enthaltenen Nährstoffe und auf einem Apfel nicht? Unnatürliche Lebensmittel enthalten chemische Zusätze, die der Profitmaximierung der Hersteller dienen und keinen Nährwert für den Verbraucher haben. Ein einfacher Merksatz ist folgender: Wann immer auf einem Produkt die Nährwertangaben stehen, sollte man es nicht kaufen.

Fleisch, Eier, Gemüse, Obst, Nüsse, Pilze, Wasser. Das sind die natürlichen Lebensmittel aus denen eine gesunde und ausgewogene Ernährung bestehen sollte.

FAST FOOD UND SÜSSIGKEITEN

Fast Food und Süßes sind keine Lebensmittel, es sind Genussmittel. Nach einem Steak mit Gemüse ist man für Stunden satt. Warum aber hat man 30 Minuten nach einer kompletten Tüte Chips schon wieder Hunger? In Süßem und in Fast Food findet man chemische Zusätze, die einen für den Moment befriedigen, aber sobald der kurzfristige Rausch dieser Genussmittel verflogen ist, merkt der Körper selbst, dass ihm die notwendigen Nährstoffe fehlen, und das Gehirn meldet »Hunger«. Leider versuchen viele Menschen diesen Hunger dann mit der nächsten Tüte Chips zu stillen – ein ewiger Kreislauf.

CHEAT DAY

Die Ernährung zu 90% gesund zu gestalten ist das Geheimnis einer funktionierenden Ernährungsphilosophie. Der Cheat Day bietet die Möglichkeit alles, was nur aus Genuss gegessen wird, auch zu konsumieren, ohne ein schlechtes Gewissen haben zu müssen und ohne gesundheitliche Probleme zu verursachen. Wenn jemand besonders gerne Cola trinkt, dann wird er sich nicht mit dem Gedanken anfreunden können, ein Leben lang auf Cola zu verzichten. Jedoch kann er durchaus damit leben, Cola nur noch einmal pro Woche zu trinken und an den anderen 6 Tagen der Woche Wasser.

SUPPPLEMENTS

Einige Hersteller von Nahrungsergänzungsmitteln waren so clever, eine neue Zielgruppe erschließen zu wollen. Welche Frau kauft schon Weight Gainer? Frauen im Fitnessstudio wollen in der Regel abnehmen und genau deshalb werden ihnen mit L-Carnitin und Proteinshakes speziell für Frauen Produkte geboten, die perfekt auf ihre Bedürfnisse abgestimmt sein sollen. Aber die generelle Wirksamkeit von Supplements ist bis heute ein Streitfall, der nicht vollständig geklärt werden konnte. Maximal kann man mit Supplements die letzten Prozente aus seiner Physiologie herausquetschen und bei Freizeitsportlern steht das Ergebnis diesbezüglich in keinem vernünftigen Verhältnis zum finanziellen Aufwand. Des Weiteren gibt es auch kein Obst für Frauen, kein Wasser für Frauen und kein Fleisch für Frauen. Warum sollte es dann einen Proteinshake für Frauen geben?

Unter dem Strich halte ich Supplements für überbewertet und selbst wenn jemand die letzten Prozente damit herauskitzeln möchte, gibt es keinen Anhaltspunkt dafür, dass Frauen andere Supplements brauchen könnten als Männer.

KALORIENBILANZ

Die Kalorienbilanz ist kein notwendiges, aber ein sinnvolles Hilfsmittel, um die eigene Nahrungsaufnahme zu analysieren. Sie verrechnet im Prinzip nichts anderes als die Energie, die konsumiert und verbraucht wird, miteinander.

GRUNDUMSATZ BERECHNEN

Der Grundumsatz bezeichnet die Kalorienmenge, die benötigt wird, um die Grundfunktionen des Körpers aufrecht zu erhalten. Es ist also die Menge, die definitiv zugeführt werden muss, selbst wenn man versucht, sein Körpergewicht zu reduzieren.

Grundumsatz [kcal/24 h] = 655,1 + 9,6 × Körpergewicht [kg] + 1,8 × Körpergröße [cm] - 4,7 × Alter [Jahre]

Beispiel: Eine Frau wiegt 60kg, bei einer Größe von 1,62m und ist 32 Jahre alt
655,1 + 9,6*60 + 1,8*162 – 4,7*32 = 1854,87 → 1373 kcal/Tag

Zum Grundumsatz muss noch der Leistungsumsatz (Job, Sport, Freizeit) addiert werden, um den ungefähren Kalorienbedarf errechnen zu können.

LEISTUNGSUMSATZ BERECHNEN

Zur Ermittlung des Leistungsumsatzes kann man den so genannten PAL-Wert (Physical activity level) heranziehen:

PAL FÜR VERSCHIEDENE TÄTIGKEITEN:

  1,2 nur sitzend oder liegend
  1,4-1,5 sitzend, kaum körperliche Aktivität
  1,6-1,7 sitzend, gehend und stehend
  1,8-1,9 hauptsächlich stehend und gehend
  2,0-2,4 körperlich anstrengende Arbeit

Den jeweiligen Faktor muss man nun mit der Dauer multiplizieren, mit der man der entsprechenden Tätigkeit nachgeht. Anschließend summiert man alle Werte, die im Tagesverlauf entstehen, und dividiert diese Summe durch 24, um seinen PAL-Wert zu erhalten.

Beispiel: Eine Angestellte arbeitet 8 Stunden pro Tag im Büro (Faktor 1,4) und macht ca. eine Stunde am Tag Sport (Faktor 2,0). Sie kümmert sich 3 Stunden am Tag um ihren Haushalt (Faktor 1,6), sieht 4 Stunden TV (Faktor 1,2) und schläft 8 Stunden (Faktor 1,2):

  8x1,4 + 1x2,0 + 3x1,6 + 4x1,2 + 8x1,2 = 32,4
  32,4/24 = 1,35 → PAL-Wert

Ihr Leistungsumsatz wird mit 0,35xGrundumsatz bewertet:

  0,35x1373 = 481 kcal

Ihr Gesamtumsatz liegt damit bei:

  1373 kcal + 481 kcal = 1854 kcal/Tag oder 1373 kcal x 1,35 = 1854 kcal/Tag

+/- 500 Prinzip

Um jetzt Veränderung der Körperzusammensetzung zu erzeugen, kann man das einfache +/- 500 Prinzip nutzen. Wer also abnehmen will, muss prinzipiell nur 500kcal weniger täglich konsumieren, wobei der Umsatz durch Sport und Bewegung im Alltag gleich bleiben sollte. Wer hingegen Masse aufbauen will, müsste nur 500kcal zusätzlich zum Gesamtumsatz konsumieren.

Übungen und Workouts in diesem Buch

In diesem Buch findest Du einen Trainingsplan, ausgelegt auf 365 Tage. Die Workouts bauen aufeinander auf und werden von Woche zu Woche schwieriger, weshalb Du ganz vorne am Anfang beginnen solltest.

Die ersten 12 Wochen sind an Anfänger gerichtet. Hier werden die Basisübungen vermittelt. Diese umfassen Übungen mit dem eigenen Körpergewicht, Ausdauerübungen und die ersten Übungen mit freien Gewichten.

Danach folgen jeweils 20 Wochen für Intermediates und Advanced Athleten. Wer keine Vorerfahrung mit dem Fitnesstraining hat, sollte bei Woche 1 beginnen.

Wer die Basisübungen bereits kennt und sie beherrscht, kann direkt bei den Workouts für Intermediates ab Woche 13 einsteigen. Selbst fortgeschrittenen Athleten wird empfohlen, ebenfalls dort einzusteigen, da schon in dieser Phase die Workouts sehr intensiv sind.

Trainingsprinzipien

Nicht nur die Übungen und Workouts sind entscheidend beim Trainingserfolg, sondern auch die Art und Weise, wie man diese durchführt. Im Folgenden habe ich Dir die wichtigsten Trainingsprinzipien aufgelistet. Versuche Dich beim Training immer an diese zu erinnern, da sie zum einen Dein Training gesundheitsschonender machen und zum anderen einfach effektiver.

1. Technik und Form

Um die Trainingsintensität zu steigern, erhöhen viele das Gewicht, machen weniger Pause oder mehr Wiederholungen. Der erste Schritt zur Steigerung der Trainingsintensität ist aber die Verbesserung der Form.

Je sauberer die Form, desto weniger wird die Bewegung durch Gelenkstrukturen und andere Muskeln abgefälscht und desto mehr müssen die Muskeln arbeiten, die mit der Übung auch angesprochen werden sollen.

Beim Training ist es daher am wichtigsten, eine optimale Form erreichen zu wollen und zwar bei jeder Wiederholung, denn sie ist es, die am gesundheitsschonendsten und effektivsten die Intensität des Trainings erhöht.

2. Atmung

Auch die Atmung spielt eine wichtige Rolle. Wann immer man eine Übung ausführt, sollte man in die entsprechende Muskulatur hineinatmen. Auch das erhöht die Intensität und damit die Effektivität der Übung.

Sobald man sich (mit oder ohne Gewichte) entgegen der Schwerkraft bewegt, sollte man ausatmen. Senkt man sich oder das Gewicht in Richtung der Schwerkraft ab, sollte man einatmen.

3. Bewegungsgeschwindigkeit

Auch wenn es bei vielen WODs darum geht, die Geschwindigkeit zu erhöhen, so sollte man doch stets dabei nicht die Technik außer Acht lassen. Die Bewegungsgeschwindigkeit sollte also niemals auf Kosten der Form erhöht werden, da eine schlechtere Form zwangsläufig die Intensität senkt. Dieselbe Intensität, die man durch eine schnellere Bewegungsgeschwindigkeit erhöhen wollte.

4. Bewegungsamplitude

Jede Wiederholung sollte über den kompletten Bewegungsspielraum (Bewegungsamplitude) ausgeführt werden. So werden die verschiedenen Muskelgruppen auch in ihrem gesamten Spektrum trainiert.

Dies bedeutet zum einen, dass der Trainingsreiz erhöht wird, und zum anderen, dass man auch gleichzeitig seine Beweglichkeit verbessert.

5. Kontrolle

Bei jeder Wiederholung sollte man sich selbst und das Gewicht kontrollieren können. Dies gilt immer für beide Bewegungsrichtungen und nicht nur für die Richtung entgegen der Schwerkraft.

Viele ziehen sich zum Beispiel beim Pull-up sehr kontrolliert nach oben, aber einmal dort angekommen lassen sie sich vollkommen unkontrolliert wieder absinken. Wenn man aber in beide Bewegungsrichtungen Kontrolle ausübt und die Spannung in der Muskulatur aufrechterhält, erhöht man die Trainingsintensität und erhält ein effektiveres Training.

Workouts für Beginner (Woche 1 - 12)

In den ersten Wochen geht es darum, einen angemessenen Einstieg für Anfänger zu schaffen und gleichzeitig die Basisübungen des Trainings zu erlernen.

Zunächst wird 3-mal pro Woche trainiert, wobei in jeder Woche ein Tag für das Krafttraining, einer für das Ausdauertraining und einer für das Mixed-Training (Kraft und Ausdauer) reserviert wird.

An den Tagen, an denen ein reines Krafttraining durchgeführt wird, werden auch neue Übungen vorgestellt. An diesem Tag solltest Du also versuchen, die Technik der Übungen zu verstehen und zu erlernen.

Woche 1

Tag	Mo	Di	Mi	Do	Fr	Sa	So
Workout	1		2		3		
Kategorie	K	--	A	--	K A	--	--

Tag 1 – Montag
WOD 1:

Kategorie: K	
Übungen:	• 10 Push-ups • 10 Air Squats • 30s Plank
Ablauf:	3 Runden, 90s Pause zwischen den Runden

Tag 2 – Mittwoch
WOD 2:

Kategorie: A	
Übungen:	• 1min Laufen • 30s Gehen
Ablauf:	8 Runden

Tag 3 – Freitag
WOD 3:

Kategorie: K/A	
Übungen:	• 1min Laufen • 10 Air Squats • 30s Plank
Ablauf:	4 Runden, 60s Pause zwischen den Runden

NEUE ÜBUNGEN IN WOCHE 1

Push-ups

Push-ups sind klassische Liegestütze. Sie trainieren vor allem die Brust-/Schultermuskulatur und den Armstrecker. Durch die Körperspannung werden zusätzlich noch Bein- und Coremuskulatur statisch beansprucht.

Positioniere die Hände auf Brusthöhe und etwas weiter als schulterbreit auf dem Boden. Achte darauf, eine Ausgangslage einzunehmen, in der Du den Körper komplett angespannt hast. Es müsste dadurch eine gerade Linie von Deinem Sprunggelenk bis in Deine Schultern entstehen. Diese Linie sollte während der gesamten Bewegung aufrechterhalten werden.

Dies schaffst Du nur, wenn Du während der Push-ups auch den Corebereich und Deine Beine anspannst. Dadurch wird der Push-up zu einer Ganzkörperübung, die nicht nur die Arme und Brust trainiert, sondern eben den gesamten Körper.

Die Endposition der Bewegung ist erreicht, wenn Du mit der Brust kurz vor dem Boden bist.

Falls ein normaler Push-up noch zu schwer für Dich ist, dann kannst Du ihn auf den Knien ausführen.

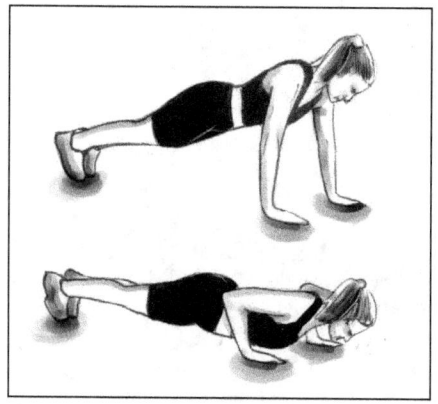

ABBILDUNG 1 - PUSH-UPS

Air Squats

Air Squats, oder Kniebeuge, trainieren in erster Linie die Beinmuskulatur. Sowohl Vorder- und Rückseite als auch die Wadenmuskulatur werden hier angesprochen.

Um einen Air Squat sauber ausführen zu können, müssen die Füße etwa schulterbreit auseinander positioniert werden. In der Ausgangslage nimmt man eine aufrechte Position ein und beugt die Knie ein wenig, um das Kniegelenk zu entlasten. Anschließend senkt man das Gesäß, bei möglichst gerade ausgerichtetem Rücken soweit ab, bis ein Winkel von ca. 90° im Kniegelenk entstanden ist.

Dabei ist darauf zu achten, dass die Fersen während der gesamten Bewegung den Kontakt zum Boden nicht verlieren und die Knie nie so weit nach vorne ragen, dass sie die Fußspitzen komplett überdecken. Wenn man also während der Bewegung auf seine Füße blickt, sollte man die Fußspitzen immer frei sehen können.

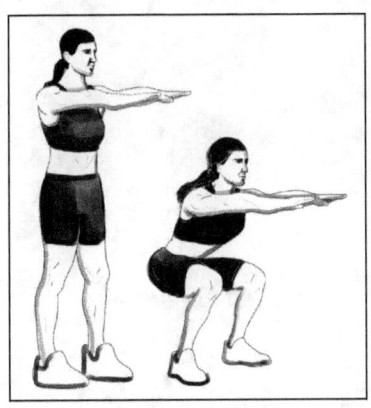

ABBILDUNG 2 – AIR SQUATS

Planks

Der Plank wird auch manchmal als Unterarmstütz bezeichnet.

Man nimmt dabei die Push-up Position ein und stützt sich anschließend auf die Unterarme. Dabei ist darauf zu achten, dass die Ellenbogen so auf dem Boden positioniert werden, dass sie in einer senkrechten Linie mit dem Schultergelenk sind. Versuche auch darauf zu achten, Dein Gesäß nicht nach unten einfallen zu lassen, sondern eine saubere Linie vom Sprunggelenk bis in das Schultergelenk beizubehalten.

Um diese Übung etwas zu vereinfachen, kann man auch in der Push-up Position bleiben und sich statt auf den Unterarmen auf den Händen abstützen.

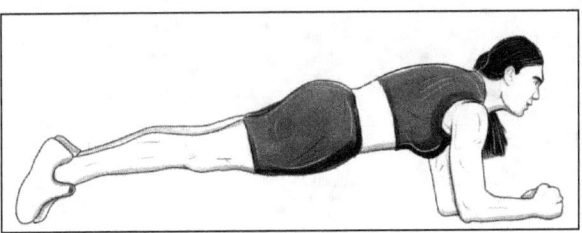

ABBILDUNG 3 - PLANKS

Laufen und Sprinten

Innerhalb des Trainingsprogramms wird sehr oft vom Laufen und Sprinten gesprochen. Der Unterschied zwischen diesen beiden ausdauerspezifischen Übungen ist die Intensität, mit der beides ausgeführt wird.

Das Laufen kann zwar auch anstrengend sein, aber die Anstrengung entsteht dabei eher durch die Dauer und nicht durch die kurzfristige Intensität. Beim Laufen sollte man sich stets noch während der Übung entspannt unterhalten können, ohne dass einem die Luft wegbleibt.

Beim Sprinten wiederum entsteht die Anstrengung durch eine kurzfristige Steigerung der Intensität. Hier sollte man sich zu keinem Zeitpunkt unterhalten können, da ansonsten die Intensität nicht hoch genug ist.

Wann immer also vom Laufen und Sprinten gesprochen wird, ist der Unterschied der Intensität zwischen diesen beiden Übungen zu beachten.

WOCHE 2

Tag	Mo	Di	Mi	Do	Fr	Sa	So
Workout	1		2		3		
Kategorie	K	--	A	--	K A	--	--

Tag 1 – Montag
WOD 1:

Kategorie: K	
Übungen:	• 10 Push-ups • 10 Air Squats • 30s Plank • 10 Inverted Row
Ablauf:	3 Runden, 90s Pause zwischen den Runden

Tag 2 – Mittwoch
WOD 2:

Kategorie: A	
Übungen:	• 1min Laufen • 30s Gehen
Ablauf:	10 Runden

Tag 3 – Freitag
WOD 3:

Kategorie: K/A	
Übungen:	• 2min Laufen • 10 Air Squats • 30s Plank
Ablauf:	4 Runden, 60s Pause zwischen den Runden

NEUE ÜBUNGEN IN WOCHE 2

Inverted Row

Das invertierte Rudern ist eine gute Vorübung, um den Pull-up zu lernen. Für diese Übung kannst Du Dir auch einen Tisch zur Hilfe nehmen, falls Du keine Stange in der Nähe hast.

In der Ausgangsposition spannst Du Deinen Körper an, so dass eine gerade Linie vom Sprunggelenk bis ins Schultergelenk verläuft. Achte darauf, dass auch Dein Becken in dieser Linie liegt.

Greife die Stange ungefähr schulterbreit auseinander und lass Deinen Körper bei leicht gebeugten Ellenbogen hängen. Nun hebst Du Dich nur mit der Kraft Deiner Arme nach oben zur Stange und versuchst durch Deine Körperspannung die Linie zu jedem Zeitpunkt der Bewegungsausführung zu halten. Lass Dich anschließend wieder kontrolliert in die Startposition absenken.

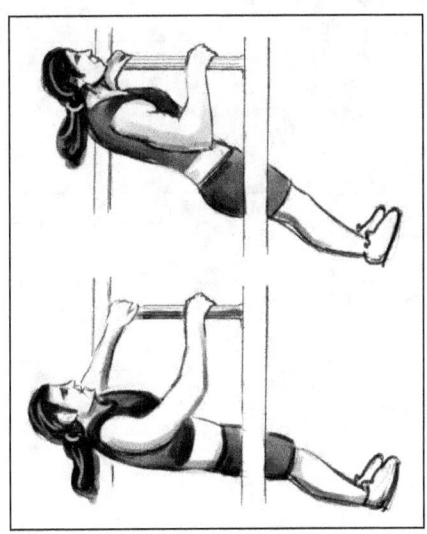

ABBILDUNG 4 – INVERTED ROW

Tag	Mo	Di	Mi	Do	Fr	Sa	So
Workout	1		2		3		
Kategorie	K	--	A	--	K	--	--
					A		

Tag 1 – Montag
WOD 1:

Kategorie: K	
Übungen:	• 10 Air Squats • 30s Plank • 10 Inverted Row • 10 Lunge (5 pro Seite)
Ablauf:	3 Runden, 90s Pause zwischen den Runden

Tag 2 – Mittwoch
WOD 2:

Kategorie: A	
Übungen:	• 90s Laufen • 30s Gehen
Ablauf:	8 Runden

Tag 3 – Freitag
WOD 3:

Kategorie: K/A	
Übungen:	• 2min Laufen • 10 Air Squats • 5 Push-ups
Ablauf:	5 Runden, 60s Pause zwischen den Runden

Neue Übungen in Woche 3

Lunge

Bei einem Lunge macht man einen Ausfallschritt nach vorne und beugt das vordere Knie soweit, bis das hintere fast den Boden berührt. Anschließend streckt man das vordere Bein wieder und löst den Ausfallschritt nach hinten auf. Darauf wiederholt man die Übung, indem man mit dem anderen Bein einen Ausfallschritt nach vorne macht.

Auch hierbei sollte darauf geachtet werden, dass man die Knie nie vollständig durchdrückt und dass sie nicht über die Fußspitzen hinausragen.

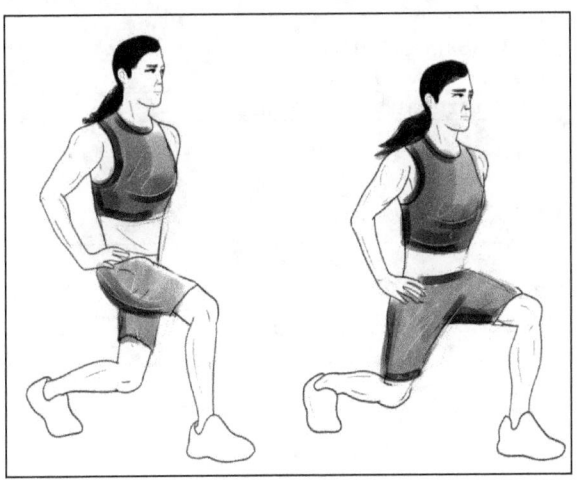

ABBILDUNG 5 – LUNGE

WOCHE 4

Tag	Mo	Di	Mi	Do	Fr	Sa	So
Workout	1		2		3		
Kategorie	K	--	A	--	K A	--	--

Tag 1 – Montag
WOD 1:

Kategorie: K	
Übungen:	<ul><li>30s Plank</li><li>10 Inverted Row</li><li>10 Lunge (5 pro Seite)</li><li>10 Deadlift</li></ul>
Ablauf:	3 Runden, 90s Pause zwischen den Runden

Tag 2 – Mittwoch
WOD 2:

Kategorie: A	
Übungen:	<ul><li>2min Laufen</li><li>30s Gehen</li></ul>
Ablauf:	8 Runden

Tag 3 – Freitag
WOD 3:

Kategorie: K/A	
Übungen:	<ul><li>100m Sprint</li><li>30s Plank</li><li>10 Air Squats</li></ul>
Ablauf:	5 Runden, 60s Pause zwischen den Runden

Neue Übungen in Woche 4

Deadlift

Für einen Deadlift nutzt man in der Regel eine Langhantel. Doch auch Kurzhanteln können alternativ verwendet werden.

In der Ausgangsposition ruht das Gewicht auf dem Boden („totes Gewicht"). Mit geradem Rücken wird nun der gesamte Körper aufgerichtet, während man die Langhantel in einem Abstand von ca. 60cm mit den Händen greift.

Dabei ist darauf zu achten, dass die Knie nicht über die Fußspitzen hinausragen und nach vorne gerichtet sind.

Es kann helfen, die korrekte Technik auszuführen, wenn man seinen Blick während der gesamten Bewegung nach vorne und geradeaus richtet.

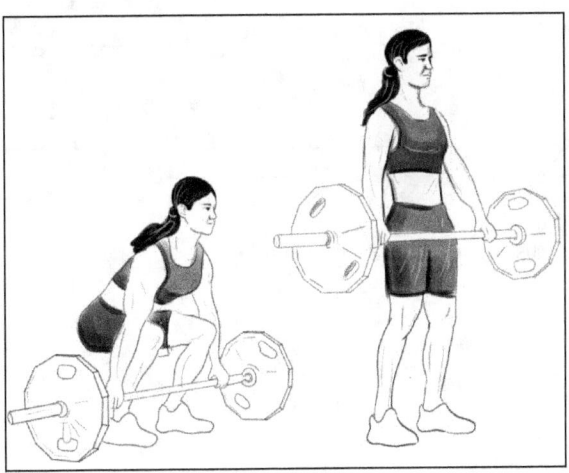

ABBILDUNG 6 – DEADLIFT

Woche 5

Tag	Mo	Di	Mi	Do	Fr	Sa	So
Workout	1		2		3		
Kategorie	K	--	A	--	K A	--	--

Tag 1 – Montag
WOD 1:

Kategorie: K	
Übungen:	<ul><li>10 Inverted Row</li><li>10 Lunge (5 pro Seite)</li><li>10 Deadlift</li><li>10 Knees to Elbow</li></ul>
Ablauf:	3 Runden, 90s Pause zwischen den Runden

Tag 2 – Mittwoch
WOD 2:

Kategorie: A	
Übungen:	<ul><li>2min Laufen</li><li>5 Burpees</li></ul>
Ablauf:	5 Runden, 30s Pause zwischen den Runden

Tag 3 – Freitag
WOD 3:

Kategorie: K/A	
Übungen:	<ul><li>100m Sprint</li><li>5 Push-ups</li><li>10 Air Squats</li></ul>
Ablauf:	5 Runden, 60s Pause zwischen den Runden

NEUE ÜBUNGEN IN WOCHE 5

Knees to elbow

Bei dieser Übung, wird besonders die Bauchmuskulatur beansprucht. Achte beim Heranziehen der Beine darauf, möglichst ohne Schwung zu arbeiten und die Intensität in Deiner Core-Muskulatur zu spüren.

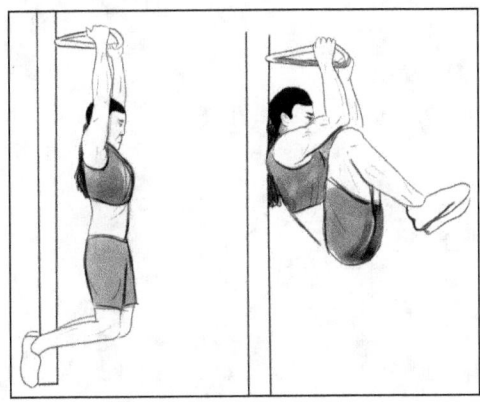

ABBILDUNG 7 – KNEES TO ELBOW

Burpees

Der Burpee ist eine Ganzkörperübung die so komplex ist, dass sie sehr stark das Herz-Kreislauf-System fordert und dadurch als Ausdauerübung zu betrachten ist.

In der Ausgangsposition steht man aufrecht, bei schulterbreit auseinander positionierten Füßen und leicht gebeugten Knien. Nun senkt man sich, wie bei einem negativen Squat, in die Hocke ab. Sobald die Hände den Boden berühren können, springt man mit beiden Beinen nach hinten in die Plank Position. Sobald man dort angekommen ist, springt man mit beiden Beinen wieder nach vorne in die Hocke. Zuletzt führt man aus der Hocke noch einen Jump Squat aus und steht wieder aufrecht in der Ausgangsposition.

Bei der gesamten Bewegungsabfolge ist es wichtig, die Körperspannung aktiv zu halten und vor allem beim Sprung in die Plank Position nicht mit dem Becken nach unten „einzubrechen".

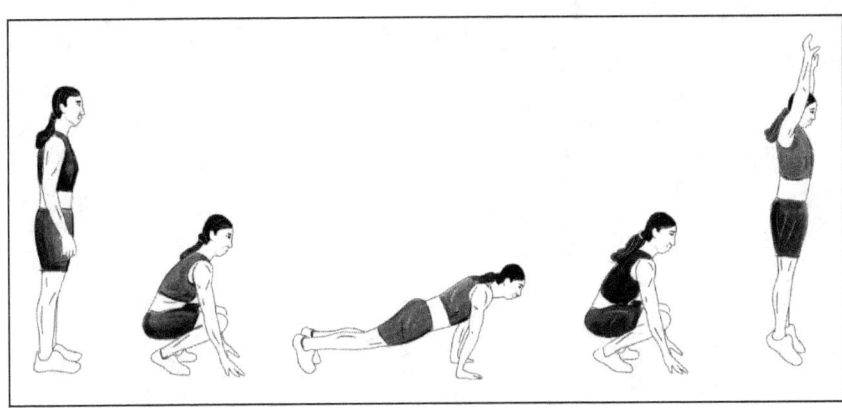

ABBILDUNG 8 – BURPEE

WOCHE 6

Tag	Mo	Di	Mi	Do	Fr	Sa	So
Workout	1		2		3		
Kategorie	K	--	A	--	K A	--	--

Tag 1 – Montag
WOD 1:

Kategorie: K	
Übungen:	• 10 Lunge (5 pro Seite) • 10 Deadlift • 10 Knees to Elbow • Maximum Pull-ups
Ablauf:	3 Runden, 90s Pause zwischen den Runden

Tag 2 – Mittwoch
WOD 2:

Kategorie: A	
Übungen:	• 5min Laufen • 10 Burpees
Ablauf:	3 Runden, 60s Pause zwischen den Runden

Tag 3 – Freitag
WOD 3:

Kategorie: K/A	
Übungen:	• 100m Sprint • 5 Push-up • 5 Inverted Row
Ablauf:	5 Runden, 60s Pause zwischen den Runden

NEUE ÜBUNGEN IN WOCHE 6

Pull-ups

Greife eine Klimmzugstange mit beiden Händen etwas weiter als schulterbreit, wobei die Handflächen vom eigenen Körper weg zeigen. In der Ausgangsposition sollten die Arme im Ellenbogen etwas gebeugt sein, damit die Muskeln unter Spannung bleiben. So wird das gesamte Körpergewicht nicht vom Gelenk, sondern von den Muskeln getragen.

Um nun eine Wiederholung technisch sauber auszuführen, ist es wichtig, die Schulterblätter bewusst zueinander zu bewegen, wodurch sich die Schultern zurückziehen und der Oberkörper aufrichtet. Schaue nun geradeaus und versuche Dich durch die Beugung der Arme hochzuziehen, bis Dein Kinn über der Klimmzugstange ist. Anschließend lässt Du Dich kontrolliert absenken und stoppst die Bewegung, wenn Deine Ellenbogen noch ein wenig gebeugt sind.

Solltest Du noch keine saubere Wiederholung schaffen, mach einfach „Negativ-Wiederholungen". Hierbei springst Du, während Du Dich an der Klimmzugstange festhältst, so hoch, dass Dein Kinn oberhalb der Stange ist. Anschließend lässt Du Dich kontrolliert und so langsam wie möglich zu Boden absinken.

Nach wenigen Wochen wirst Du von den Negativ-Wiederholungen zu regulären Pull-ups wechseln können.

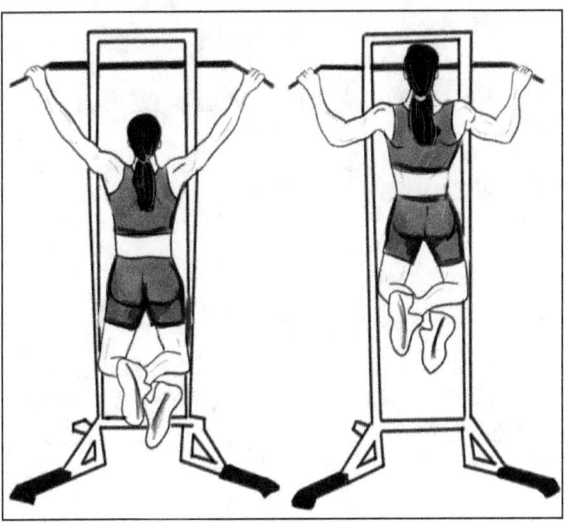

Abbildung 9 – Pull-ups

WOCHE 7

Tag	Mo	Di	Mi	Do	Fr	Sa	So
Workout	1		2		3		
Kategorie	K	--	A	--	K	--	--
					A		

Tag 1 – Montag
WOD 1:

Kategorie: K	
Übungen:	• 10 Deadlift
	• 10 Knees to Elbow
	• Maximum Pull-ups
	• 10 Diamond Push-ups
Ablauf:	3 Runden, 90s Pause zwischen den Runden

Tag 2 – Mittwoch
WOD 2:

Kategorie: A	
Übungen:	• 10min Laufen
	• 10 Burpees
Ablauf:	2 Runden, 60s Pause zwischen den Runden

Tag 3 – Freitag
WOD 3:

Kategorie: K/A	
Übungen:	• 100m Sprint
	• 10 Lunges (5 pro Seite)
	• 5 Inverted Row
Ablauf:	5 Runden, 60s Pause zwischen den Runden

Neue Übungen in Woche 7

Diamond Push-ups

Diamond Push-ups trainieren sehr viel stärker den Trizeps brachii (Armstrecker) als normale Push-ups. Hierbei positioniert man die Hände sehr eng beieinander und dreht sie ca. 45° zur Körpermitte, so dass sich die Fingerspitzen fast berühren. Anschließend senkt man den Oberkörper soweit ab, dass man mit der Brust annähernd den Boden berühren kann.

Mache hiervon 4 Sätze mit max. Wiederholungszahl und 90s Pause zwischen den Sätzen.

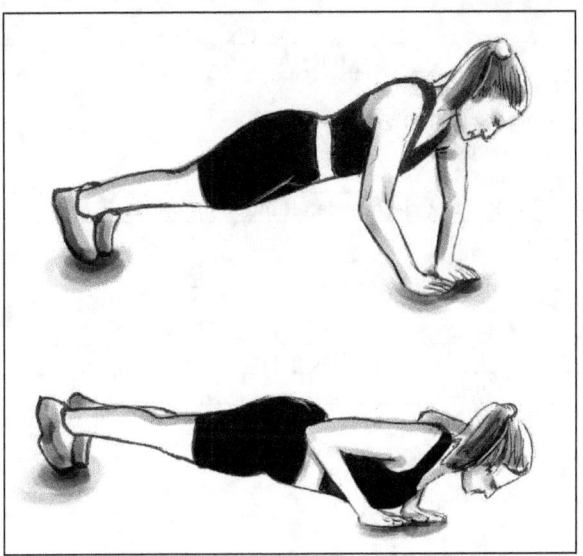

ABBILDUNG 10 – DIAMOND PUSH-UPS

WOCHE 8

Tag	Mo	Di	Mi	Do	Fr	Sa	So
Workout	1		2		3		
Kategorie	K	--	A	--	K A	--	--

Tag 1 – Montag
WOD 1:

Kategorie: K	
Übungen:	<ul><li>10 Knees to Elbow</li><li>Maximum Pull-ups</li><li>10 Diamond Push-ups</li><li>10 Clean</li></ul>
Ablauf:	3 Runden, 90s Pause zwischen den Runden

Tag 2 – Mittwoch
WOD 2:

Kategorie: A	
Übungen:	• 20min Laufen
Ablauf:	Maximale Distanz, ohne Pause

Tag 3 – Freitag
WOD 3:

Kategorie: K/A	
Übungen:	<ul><li>200m Sprint</li><li>10 Lunges (5 pro Seite)</li><li>5 Inverted Row</li></ul>
Ablauf:	5 Runden, 60s Pause zwischen den Runden

NEUE ÜBUNGEN IN WOCHE 8

Clean

Der Clean ist eine komplexe Übung, welche viele Teilbewegungen miteinander kombiniert.

In der ersten Phase der Bewegung macht man einen Deadlift. Danach zieht man das Gewicht zunächst durch die Nackenmuskulatur und die Wadenmuskulatur gleichzeitig nach oben. In der nächsten Phase der Bewegung hebt man das Gewicht mit der Armmuskulatur bis auf Schulterhöhe und geht anschließend in die Hocke, wie beim Squat. Abgeschlossen wird die Bewegung, indem man das Gewicht wieder zu Boden senkt und in die Ausgangsposition zurückkehrt.

Während der gesamten Bewegung ist auf einen geraden Rücken zu achten. Wenn man seinen Blick geradeaus richtet, erhält man meist automatisch einen geraden Rücken.

Darüber hinaus sind dieselben Dinge zu beachten wie beim Deadlift und beim Squat. Also konzentriere Dich auch auf Deine Knie und halte eine allgemeine Körperspannung aufrecht.

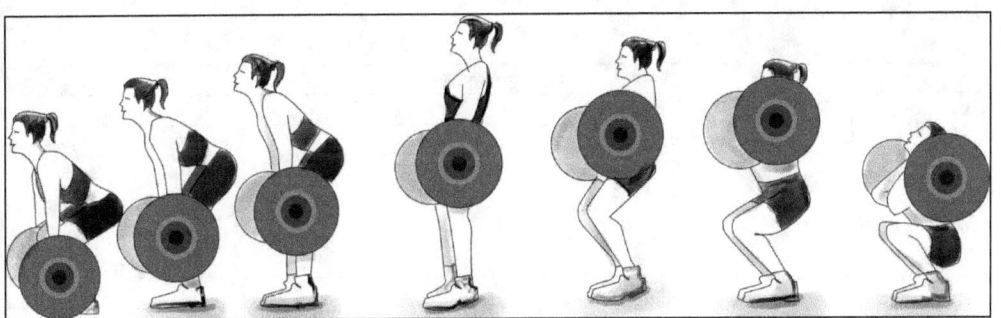

ABBILDUNG 11 – CLEAN

WOCHE 9

Tag	Mo	Di	Mi	Do	Fr	Sa	So
Workout	1		2		3		
Kategorie	K	--	A	--	K A	--	--

Tag 1 – Montag
WOD 1:

Kategorie: K	
Übungen:	• Maximum Pull-ups • 10 Diamond Push-ups • 10 Clean • 30s V-Seat
Ablauf:	3 Runden, 90s Pause zwischen den Runden

Tag 2 – Mittwoch
WOD 2:

Kategorie: A	
Übungen:	• 25min Laufen
Ablauf:	Maximale Distanz, ohne Pause

Tag 3 – Freitag
WOD 3:

Kategorie: K/A	
Übungen:	• 200m Sprint • 10 Lunges (5 pro Seite) • 30s Plank
Ablauf:	5 Runden, 60s Pause zwischen den Runden

NEUE ÜBUNGEN IN WOCHE 9

V-Seat

Der V-Seat ist eine weitere statische Übung für die Coremuskulatur.

Zunächst legt man sich gerade auf den Boden und richtet nun, bei geradem Rücken, den Oberkörper soweit auf, dass er einen Winkel von ca. 45° mit dem Boden bildet. Anschließend richtet man ebenso die gestreckten Beine auf, bis auch sie einen Winkel von ca. 45° zum Boden bilden. Diese Position wird nun möglichst lange gehalten.

Durch das gestreckte Anheben der Beine werden auch die Oberschenkel sehr stark beansprucht. Wer nun noch die Arme parallel zu den Beinen austreckt trainiert zusätzlich die Schultermuskulatur.

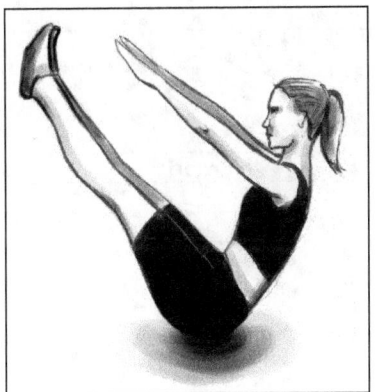

ABBILDUNG 12 – V-SEAT

Woche 10

Tag	Mo	Di	Mi	Do	Fr	Sa	So
Workout	1		2		3		
Kategorie	K	--	A	--	K A	--	--

Tag 1 – Montag
WOD 1:

Kategorie: K	
Übungen:	• 10 Diamond Push-ups • 10 Clean • 30s V-Seat • 10 Jerk
Ablauf:	3 Runden, 90s Pause zwischen den Runden

Tag 2 – Mittwoch
WOD 2:

Kategorie: A	
Übungen:	• 30min Laufen
Ablauf:	Maximale Distanz, ohne Pause

Tag 3 – Freitag
WOD 3:

Kategorie: K/A	
Übungen:	• 400m Sprint • Maximum Pull-ups • 30s Plank
Ablauf:	5 Runden, 60s Pause zwischen den Runden

Neue Übungen in Woche 10

Jerk

Auf einen Clean folgt jetzt noch der sogenannte Jerk.

Hierbei richtet man sich aus der Hocke (nach dem Clean) auf und stößt anschließend das Gewicht nach oben, während man gleichzeitig einen Ausfallschritt mit einem Bein nach vorne macht.

Bei jeder Wiederholung sollte man den Ausfallschritt mit einem anderen Bein machen, um beide Seiten gleichermaßen zu trainieren.

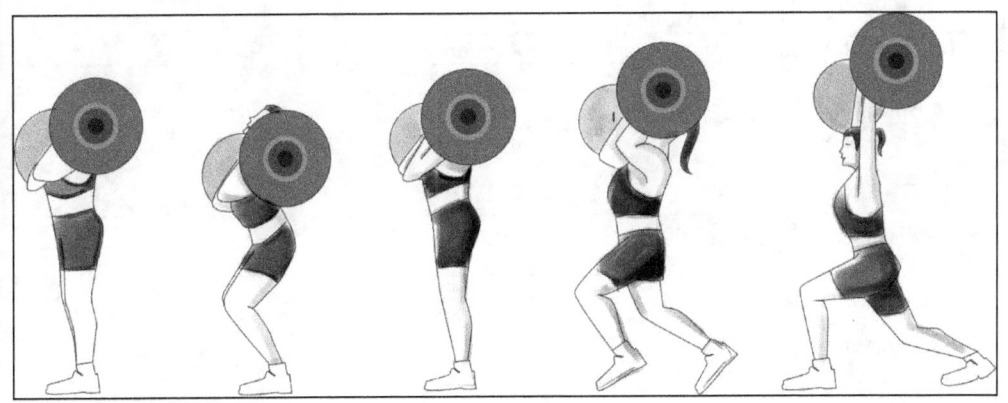

ABBILDUNG 13 – JERK

Woche 11

Tag	Mo	Di	Mi	Do	Fr	Sa	So
Workout	1		2		3		
Kategorie	K	--	A	--	K A	--	--

Tag 1 – Montag
WOD 1:

Kategorie: K	
Übungen:	• 10 Clean • 30s V-Seat • 10 Jerk • 10 Clap Push-ups
Ablauf:	3 Runden, 90s Pause zwischen den Runden

Tag 2 – Mittwoch
WOD 2:

Kategorie: A	
Übungen:	• 5.000m Laufen
Ablauf:	Auf Zeit, ohne Pause

Tag 3 – Freitag
WOD 3:

Kategorie: K/A	
Übungen:	• 400m Sprint • Maximum Pull-ups • 400m Sprint • 5 Push-ups
Ablauf:	2 Runden, 60s Pause zwischen den Runden

NEUE ÜBUNGEN IN WOCHE 11

Clap Push-ups

Bei den Clap Push-ups stößt man sich explosiver vom Boden ab und versucht in der Flugphase in die Hände zu klatschen und sie anschließend wieder auf dem Boden zu positionieren, um den Oberkörper abfangen zu können.

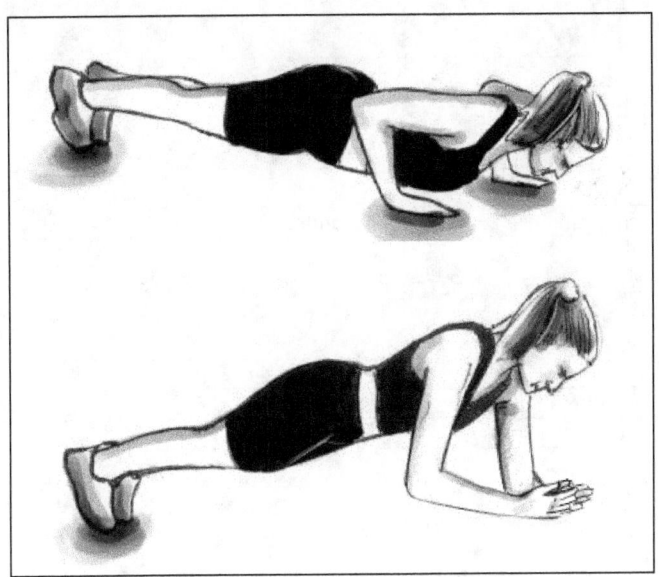

ABBILDUNG 14 – CLAP PUSH-UPS

WOCHE 12

Tag	Mo	Di	Mi	Do	Fr	Sa	So
Workout	1		2		3		
Kategorie	K	--	A	--	K A	--	--

Tag 1 – Montag
WOD 1:

Kategorie: K	
Übungen:	• 30s V-Seat • 10 Jerk • 10 Clap Push-ups • 30s Wall Chair
Ablauf:	3 Runden, 90s Pause zwischen den Runden

Tag 2 – Mittwoch
WOD 2:

Kategorie: A	
Übungen:	• 6.000m Laufen
Ablauf:	Auf Zeit, ohne Pause

Tag 3 – Freitag
WOD 3:

Kategorie: K/A	
Übungen:	• 400m Sprint • Maximum Pull-ups • 400m Sprint • 5 Push-ups • 400m Sprint • 60s Plank
Ablauf:	Auf Zeit

NEUE ÜBUNGEN IN WOCHE 12

Wall Chair

Der Wall Chair ist eine statische Übung für Deine Oberschenkelmuskulatur. Die Ausführung selbst ist sehr simpel. Knie Dich einfach vor eine Wand und beuge die Oberschenkel soweit, dass im Kniegelenk ein Winkel von ungefähr 90° entsteht. Versuche nun mit Gesäß, Schultern und Hinterkopf den Kontakt zur Wand zu halten.

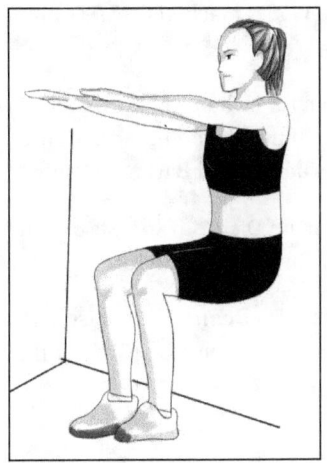

ABBILDUNG 15 – WALL CHAIR

WORKOUTS FÜR INTERMEDIATE (WOCHE 13 - 32)

In den folgenden Wochen steigt zum einen die Trainingsintensität und zum anderen starten wir mit den Benchmark-WODs. Diese WODs machen Cross Training aus und stellen das Fundament dieses Trainingssystems dar.

Viele der Benchmark-WODs haben für sich bereits Popularität erlangt und in diesem Buch werde ich Dich Stück für Stück an einige davon heranführen, so dass Du am Ende des Trainingsprogramms WODs wie Chelsea und Barbara absolvieren kannst.

Daneben warten weitere Übungen auf Dich, die komplexer sind als die bisherigen und deshalb im Technikpart Deines Trainings eine besondere Aufmerksamkeit verlangen.

Weiterhin gibt es einen Tag, an dem Du Deine Technik isoliert trainieren solltest, einen Tag für spezifische Ausdauerübungen und zusätzlich einen Tag für die Benchmark-WODs.

WOCHE 13

Tag	Mo	Di	Mi	Do	Fr	Sa	So
Workout	1		2		3		
Kategorie	K	--	A	--	K	--	--

Tag 1 – Montag
WOD 1:

Kategorie: K	
Übungen:	• 10 Jerk • 10 Clap Push-ups • 30s Wall Chair • 10 Dumbbell Bench Press
Ablauf:	3 Runden, 90s Pause zwischen den Runden

Tag 2 – Mittwoch
WOD 2:

Kategorie: A	
Übungen:	• 1min Double Jump • 30s Pause
Ablauf:	6 Runden

Tag 3 – Freitag
WOD 3: Angie (Woche 1)

Kategorie: K	
Übungen:	• 25 Pull-ups • 25 Push-ups • 25 Crunches • 25 Air Squats
Ablauf:	Auf Zeit

„Angie"-WOD

In Woche 13 beginnen wir mit den Benchmark-WODs. Das erste WOD ist „Angie". Hierbei geht es darum, die vorgegebene Wiederholungszahl einer Übung zu absolvieren und anschließend zur nächsten überzugehen. In Woche 1 sind von jeder der vier Basisübungen des Bodyweight Trainings 25 Wiederholungen gefordert. Wie lange man braucht oder wie viele Sätze man benötigt, um 25 Wiederholungen zu schaffen, spielt hierbei keine Rolle. Hauptsache, man erreicht die vorgegebene Wiederholungszahl.

Ziel ist es, jeweils 100 Wiederholungen von allen 4 Übungen zu schaffen. In den nächsten Wochen steigern wir deshalb die Wiederholungszahlen sukzessive. In den letzten Wochen des Trainingsplans taucht Angie dann wieder auf, mit dem vollen Volumen von 100 Wiederholungen.

Solltest Du noch Probleme mit den Pull-ups haben, dann führe weiter die Negativ-Wiederholungen aus.

NEUE ÜBUNGEN IN WOCHE 13

Dumbbell Bench Press

Die Dumbbell Bench Press Übung trainiert den Armstrecker, die Brust- und die Schultermuskulatur. Die Übung ist vergleichbar mit der Bewegung beim Push-up.

Falls Du nur eine Hantel zur Verfügung hast, dann führe zunächst 10 Wiederholungen mit der einen Hand aus und danach 10 Wiederholungen mit der anderen. Alternativ kannst Du die Übung natürlich auch mit einer Langhantel ausführen.

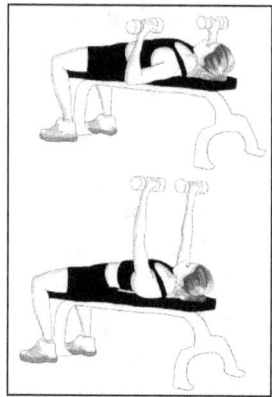

ABBILDUNG 16 – DUMBBELL BENCH PRESS

Double Jump

Für diese Übung benötigt man ein Springseil, alternativ kann man sie aber auch ohne Seil machen und einfach auf der Stelle auf und ab springen.

Versuche beim Standard-Sprung, dem Double Jump, mit beiden Füßen auf und ab zu springen. Die Füße sind dabei geschlossen, die Knie immer leicht gebeugt und im Sprunggelenk stellt sich eine federnde Bewegung ein.

Zu Beginn wird diese Übung noch etwas unrund aussehen, aber wenn du sie häufiger wiederholst, wird sie von ganz alleine ökonomischer.

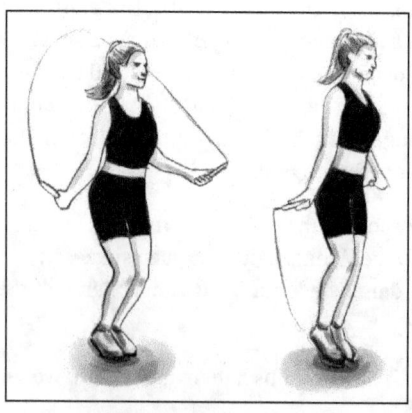

ABBILDUNG 17 – DOUBLE JUMP

Woche 14

Tag	Mo	Di	Mi	Do	Fr	Sa	So
Workout	1		2		3		
Kategorie	K	--	A	--	K	--	--

Tag 1 – Montag
WOD 1:

Kategorie: K	
Übungen:	• 10 Jerk • 10 Clap Push-ups • 30s Wall Chair • 10 Dumbbell Bench Press
Ablauf:	3 Runden, 90s Pause zwischen den Runden

Tag 2 – Mittwoch
WOD 2:

Kategorie: A	
Übungen:	• 90s Double Jump • 30s Pause
Ablauf:	6 Runden

Tag 3 – Freitag
WOD 3: Angie (Woche 2)

Kategorie: K	
Übungen:	• 30 Pull-ups • 30 Push-ups • 30 Crunches • 30 Air Squats
Ablauf:	Auf Zeit

Woche 15

Tag	Mo	Di	Mi	Do	Fr	Sa	So
Workout	1		2		3		
Kategorie	K	--	A	--	K	--	--

Tag 1 – Montag
WOD 1:

Kategorie: K	
Übungen:	• 10 Clap Push-ups • 30s Wall Chair • 10 Dumbbell Bench Press • 25 Plank Jacks
Ablauf:	3 Runden, 90s Pause zwischen den Runden

Tag 2 – Mittwoch
WOD 2:

Kategorie: A	
Übungen:	• 2min Double Jump • 30s Pause
Ablauf:	5 Runden

Tag 3 – Freitag
WOD 3: Angie (Woche 3)

Kategorie: K	
Übungen:	• 35 Pull-ups • 35 Push-ups • 35 Crunches • 35 Air Squats
Ablauf:	Auf Zeit

NEUE ÜBUNGEN IN WOCHE 15

Plank Jacks

Plank Jacks sind eine Mischung aus der Plank Übung und den Jumping Jacks (Hampelmann).

Die Ausgangsposition ist dieselbe wie bei einem Plank. Aus dieser Position heraus springt man mit beiden Beinen vom Boden ab und spreizt sie. Darauf springt man erneut ab und schließt die Beine, so dass man wieder in der Ausgangsposition ist.

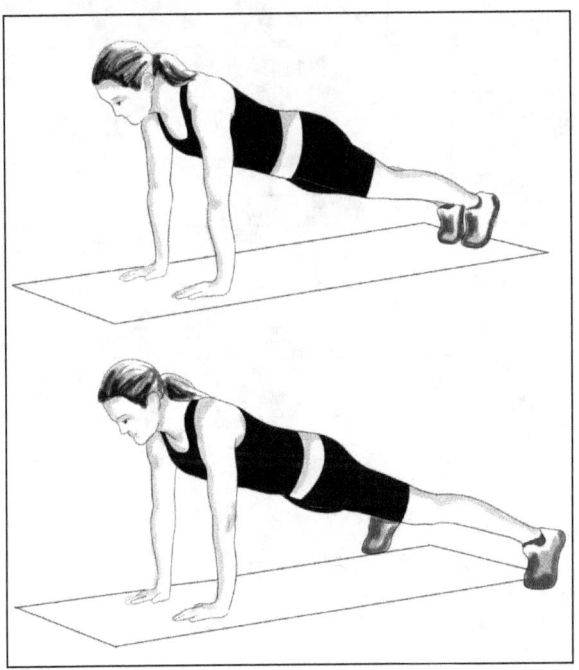

ABBILDUNG 18 – PLANK JACKS

Woche 16

Tag	Mo	Di	Mi	Do	Fr	Sa	So
Workout	1		2		3		
Kategorie	K	--	A	--	K	--	--

Tag 1 – Montag
WOD 1:

Kategorie: K	
Übungen:	• 10 Clap Push-ups • 30s Wall Chair • 10 Dumbbell Bench Press • 25 Plank Jacks
Ablauf:	3 Runden, 90s Pause zwischen den Runden

Tag 2 – Mittwoch
WOD 2:

Kategorie: A	
Übungen:	• 3min Double Jump • 30s Pause
Ablauf:	4 Runden

Tag 3 – Freitag
WOD 3: Angie (Woche 4)

Kategorie: K	
Übungen:	• 40 Pull-ups • 40 Push-ups • 40 Crunches • 40 Air Squats
Ablauf:	Auf Zeit

WOCHE 17

Tag	Mo	Di	Mi	Do	Fr	Sa	So
Workout	1		2		3		
Kategorie	K	--	A	--	K	--	--

Tag 1 – Montag
WOD 1:

Kategorie: K	
Übungen:	• 30s Wall Chair • 10 Dumbbell Bench Press • 25 Plank Jacks • 10 Chest Touch Push-ups
Ablauf:	3 Runden, 90s Pause zwischen den Runden

Tag 2 – Mittwoch
WOD 2:

Kategorie: A	
Übungen:	• 5min Double Jump • 30s Pause
Ablauf:	3 Runden

Tag 3 – Freitag
WOD 3: Barbara (Woche 1)

Kategorie: K	
Übungen:	• 20 Pull-ups • 30 Push-ups • 40 Crunches • 50 Air Squats
Ablauf:	Auf Zeit

„Barbara"-WOD

Barbara nutzt die gleichen Übungen wie Angie, verteilt diese jedoch auf mehrere Runden. In der ersten Woche starten wir mit einer Runde. In den nächsten Wochen kommt jedes Mal eine weitere hinzu. In den letzten Wochen des Trainingsjahres gehen wir dann über die volle Distanz von 5 Runden.

NEUE ÜBUNGEN IN WOCHE 17

Chest Touch Push-ups

Bei dieser Push-up Variante stößt man sich weiterhin explosiv vom Boden ab. Statt in die Hände zu klatschen versucht man nun aber mit beiden Händen die Brust zu berühren und sich anschließend wieder mit den Händen auf dem Boden abzufangen.

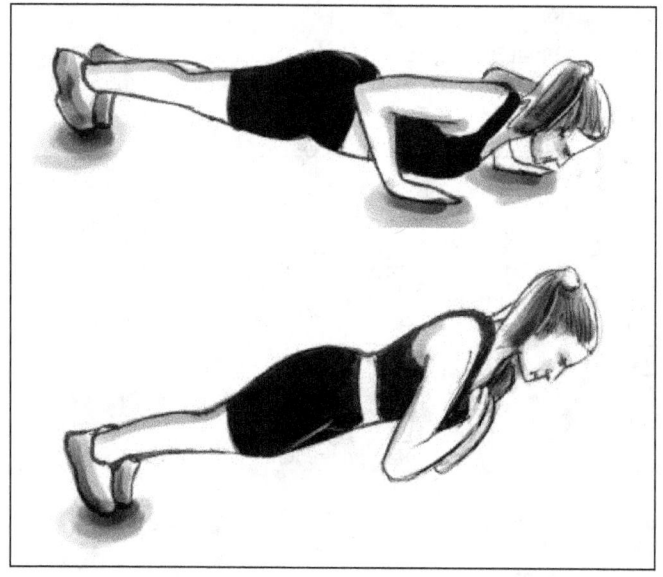

ABBILDUNG 19 – CHEST TOUCH PUSH-UPS

WOCHE 18

Tag	Mo	Di	Mi	Do	Fr	Sa	So
Workout	1		2		3		
Kategorie	K	--	A	--	K	--	--

Tag 1 – Montag
WOD 1:

Kategorie: K	
Übungen:	• 30s Wall Chair • 10 Dumbbell Bench Press • 25 Plank Jacks • 10 Chest Touch Push-ups
Ablauf:	3 Runden, 90s Pause zwischen den Runden

Tag 2 – Mittwoch
WOD 2:

Kategorie: A	
Übungen:	• 10min Double Jump • 30s Pause
Ablauf:	2 Runden

Tag 3 – Freitag
WOD 3: Barbara (Woche 2)

Kategorie: K	
Übungen:	• 20 Pull-ups • 30 Push-ups • 40 Crunches • 50 Air Squats
Ablauf:	2 Runden, auf Zeit

WOCHE 19

Tag	Mo	Di	Mi	Do	Fr	Sa	So
Workout	1		2		3		
Kategorie	K	--	A	--	K	--	--

Tag 1 – Montag
WOD 1:

Kategorie: K	
Übungen:	• 10 Dumbbell Bench Press • 25 Plank Jacks • 10 Chest Touch Push-ups • 10 Bulgarian Split Squat (10 pro Seite)
Ablauf:	3 Runden, 90s Pause zwischen den Runden

Tag 2 – Mittwoch
WOD 2:

Kategorie: A	
Übungen:	• 20min Double Jump
Ablauf:	Ohne Pause

Tag 3 – Freitag
WOD 3: Barbara (Woche 3)

Kategorie: K	
Übungen:	• 20 Pull-ups • 30 Push-ups • 40 Crunches • 50 Air Squats
Ablauf:	3 Runden, auf Zeit

NEUE ÜBUNGEN IN WOCHE 19

Bulgarian Split Squat

Der Bulgarian Split Squat ist eine fortgeschrittene Variante der Lunge Übung. Hierbei positioniert man seinen hinteren Fuß auf einen Stuhl oder eine Kiste. Ansonsten ist die Bewegung mit der des Lunge identisch.

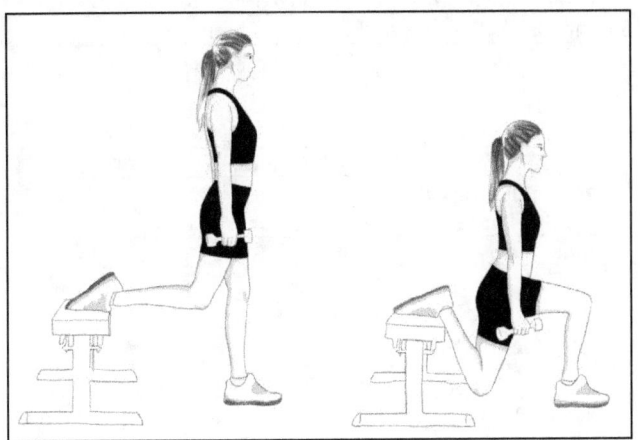

ABBILDUNG 20 – BULGARIAN SPLIT SQUAT

Woche 20

Tag	Mo	Di	Mi	Do	Fr	Sa	So
Workout	1		2		3		
Kategorie	K	--	A	--	K	--	--

Tag 1 – Montag
WOD 1:

Kategorie: K	
Übungen:	• 10 Dumbbell Bench Press • 25 Plank Jacks • 10 Chest Touch Push-ups • 10 Bulgarian Split Squat (10 pro Seite)
Ablauf:	3 Runden, 90s Pause zwischen den Runden

Tag 2 – Mittwoch
WOD 2:

Kategorie: A	
Übungen:	• 1min Alternate Jump • 30s Pause
Ablauf:	8 Runden

Tag 3 – Freitag
WOD 3: Chelsea (Woche 1)

Kategorie: K	
Übungen:	• 5 Pull-ups • 10 Push-ups • 15 Air Squats
Ablauf:	Every minute on the minute für 10min

„Chelsea"-WOD

Chelsea ist ein sogenanntes Every minute on the minute WOD. Das bedeutet, dass man versuchen sollte, alle drei Übungen in der vorgegebenen Wiederholungszahl innerhalb einer Minute zu absolvieren. Zu Beginn solltest Du zumindest alle 2 Minuten eine Runde schaffen. Also insgesamt 5 Runden in 10 Minuten.

NEUE ÜBUNGEN IN WOCHE 20

Alternate Jump

Der zweite Standard-Sprung beim Jump-Rope Training ist der Alternate Jump.

Hierbei springt man immer mit einem Fuß vom Boden ab und landet mit dem anderen. Diese Bewegung wird jedes Mal im Wechsel ausgeführt.

Zu Beginn wirst Du das Seil sehr oft reißen, lass Dich davon aber nicht entmutigen und wiederhole diese Übung einfach mehrmals. Schon nach wenigen Einheiten wird Deine Bewegung auch hier ökonomischer werden.

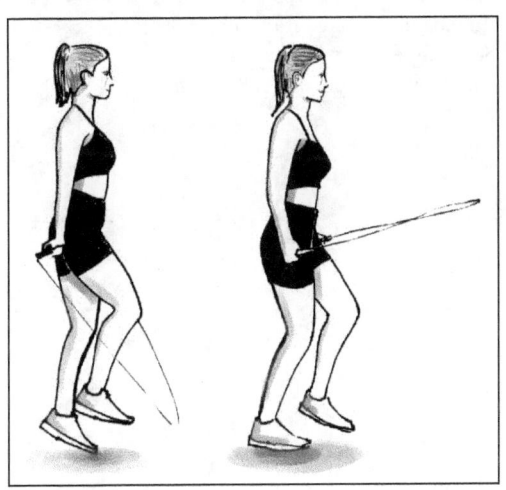

ABBILDUNG 21 – ALTERNATE JUMP

WOCHE 21

Tag	Mo	Di	Mi	Do	Fr	Sa	So
Workout	1		2		3		
Kategorie	K	--	A	--	K	--	--

Tag 1 – Montag
WOD 1:

Kategorie: K	
Übungen:	• 25 Plank Jacks • 10 Chest Touch Push-ups • 10 Bulgarian Split Squat (10 pro Seite) • 10 Squat Side Kicks (5 pro Seite)
Ablauf:	3 Runden, 90s Pause zwischen den Runden

Tag 2 – Mittwoch
WOD 2:

Kategorie: A	
Übungen:	• 90s Alternate Jump • 30s Pause
Ablauf:	6 Runden

Tag 3 – Freitag
WOD 3: Chelsea (Woche 2)

Kategorie: K	
Übungen:	• 5 Pull-ups • 10 Push-ups • 15 Air Squats
Ablauf:	Every minute on the minute für 12min

NEUE ÜBUNGEN IN WOCHE 21

Squat Side Kicks

Squat Side Kicks sind eine Variante des Air Squats. Beim Aufrichten machst Du einfach mit einem Bein einen Kick zur Seite. Mit jeder Wiederholung solltest Du das Bein wechseln. Also machst Du hier jeweils 5 Wiederholungen pro Seite.

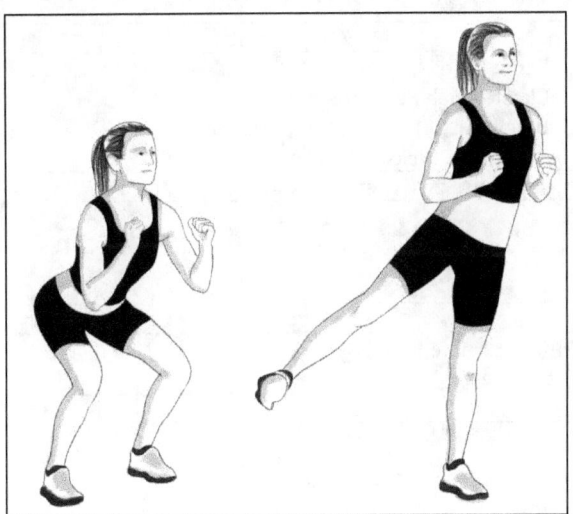

ABBILDUNG 22 – SQUAT SIDE KICKS

WOCHE 22

Tag	Mo	Di	Mi	Do	Fr	Sa	So
Workout	1		2		3		
Kategorie	K	--	A	--	K	--	--

Tag 1 – Montag
WOD 1:

Kategorie: K	
Übungen:	<ul><li>25 Plank Jacks</li><li>10 Chest Touch Push-ups</li><li>10 Bulgarian Split Squat (10 pro Seite)</li><li>10 Squat Side Kicks (5 pro Seite)</li></ul>
Ablauf:	3 Runden, 90s Pause zwischen den Runden

Tag 2 – Mittwoch
WOD 2:

Kategorie: A	
Übungen:	<ul><li>2min Alternate Jump</li><li>30s Pause</li></ul>
Ablauf:	6 Runden

Tag 3 – Freitag
WOD 3: Chelsea (Woche 3)

Kategorie: K	
Übungen:	<ul><li>5 Pull-ups</li><li>10 Push-ups</li><li>15 Air Squats</li></ul>
Ablauf:	Every minute on the minute für 15min

Woche 23

Tag	Mo	Di	Mi	Do	Fr	Sa	So
Workout	1		2		3		
Kategorie	K	--	A	--	K	--	--

Tag 1 – Montag
WOD 1:

Kategorie: K	
Übungen:	• 10 Chest Touch Push-ups • 10 Bulgarian Split Squat (10 pro Seite) • 10 Squat Side Kicks (5 pro Seite) • 10 Knee Arms Cross (10 pro Seite)
Ablauf:	3 Runden, 90s Pause zwischen den Runden

Tag 2 – Mittwoch
WOD 2:

Kategorie: A	
Übungen:	• 10min Alternate Jump • 30s Pause
Ablauf:	2 Runden

Tag 3 – Freitag
WOD 3: Cindy (Woche 1)

Kategorie: K	
Übungen:	• 5 Pull-ups • 10 Push-ups • 15 Air Squats
Ablauf:	AMRAP: As many rounds as possible in 20min (Goal: 10 Rounds)

„Cindy"-WOD

Cindy nutzt die gleichen Übungen und Wiederholungszahlen wie Chelsea, ist aber dennoch ein anderes Workout. Im Gegensatz zu Chelsea ist Cindy nämlich ein AMRAP-WOD. Dies bedeutet, dass man innerhalb der vorgegebenen Zeit so viele Runden wie möglich absolvieren muss. Dein Ziel sollte es natürlich sein, mehr als eine Runde pro Minute zu schaffen. Zunächst ist es aber auch vollkommen in Ordnung, nach einer Runde von je 2 Minuten zu streben.

Knee Arms Cross

Knee Arms Cross ist eine Übung, die im Prinzip auch vermehrt Deine Ausdauer trainiert. Da sie aber vor allem am Anfang koordinativ anspruchsvoller ist, solltest Du sie an Deinem Techniktag trainieren.

In der Ausgangsposition steht man aufrecht und hebt nun ein Knie in Richtung Bauchnabel und zieht gleichzeitig einen Arm nach unten, so dass sich beide fast berühren. Wenn Du Dein linkes Knie nach oben ziehst, solltest Du zeitgleich Deinen rechten Arm hinunterziehen und umgekehrt.

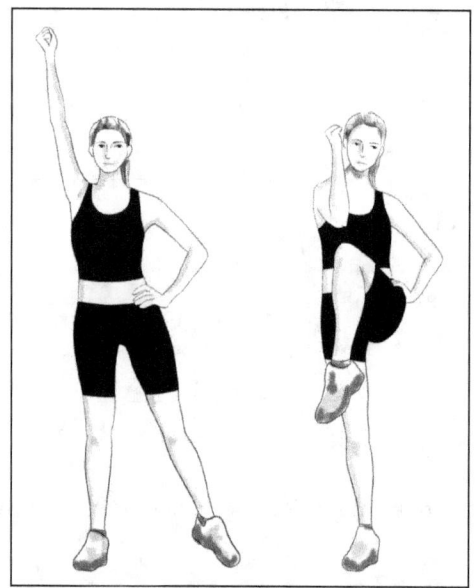

ABBILDUNG 23 – KNEE ARMS CROSS

Tag	Mo	Di	Mi	Do	Fr	Sa	So
Workout	1		2		3		
Kategorie	K	--	A	--	K	--	--

Tag 1 – Montag
WOD 1:

Kategorie: K	
Übungen:	• 10 Chest Touch Push-ups • 10 Bulgarian Split Squat (10 pro Seite) • 10 Squat Side Kicks (5 pro Seite) • 10 Knee Arms Cross (10 pro Seite)
Ablauf:	3 Runden, 90s Pause zwischen den Runden

Tag 2 – Mittwoch
WOD 2:

Kategorie: A	
Übungen:	• 20min Alternate Jump
Ablauf:	Ohne Pause

Tag 3 – Freitag
WOD 3: Cindy (Woche 2)

Kategorie: K	
Übungen:	• 5 Pull-ups • 10 Push-ups • 15 Air Squats
Ablauf:	AMRAP: As many rounds as possible in 20min (Goal: 12 Rounds)

WOCHE 25

Tag	Mo	Di	Mi	Do	Fr	Sa	So
Workout	1		2		3		
Kategorie	K	--	A	--	K	--	--

Tag 1 – Montag
WOD 1:

Kategorie: K	
Übungen:	• 10 Bulgarian Split Squat (10 pro Seite) • 10 Squat Side Kicks (5 pro Seite) • 10 Knee Arms Cross (10 pro Seite) • 10 Donkey Kicks (10 pro Seite)
Ablauf:	3 Runden, 90s Pause zwischen den Runden

Tag 2 – Mittwoch
WOD 2:

Kategorie: A	
Übungen:	• 100 Jumping Jacks
Ablauf:	Auf Zeit

Tag 3 – Freitag
WOD 3: Cindy (Woche 3)

Kategorie: K	
Übungen:	• 5 Pull-ups • 10 Push-ups • 15 Air Squats
Ablauf:	AMRAP: As many rounds as possible in 20min (Goal: 15 Rounds)

NEUE ÜBUNGEN IN WOCHE 25

Donkey Kicks

Donkey Kicks trainieren Dein Gesäß und den hinteren Oberschenkel.

In der Ausgangsposition kniest Du im Vierfüßlerstand auf dem Boden. Nun hebst Du ein Bein vom Boden ab und kickst es in einem Bogen nach hinten und dann nach oben. Dabei bleib das Knie angewinkelt, so dass ein Winkel von etwa 90° bestehen bleibt.

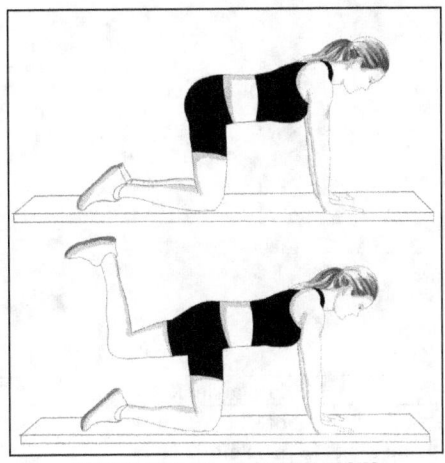

ABBILDUNG 24 – DONKEY KICKS

Jumping Jacks

Der Jumping Jack ist nichts anderes als ein „Hampelmann". Die Ausgangsposition ist dieselbe wie beim Burpee.

Aus dieser neutralen Position heraus springt man mit beiden Beinen zur jeweiligen Seite in einen Spreizstand und schlägt die Hände, simultan mit der Beinbewegung, über dem Kopf zusammen. Anschließend kehrt man durch einen weiteren Sprung wieder in die Ausgangsposition zurück.

Aufgrund der komplexen Bewegungsabfolge ist der Jumping Jack, ebenso wie der Burpee, eher als Ausdauerübung zu betrachten.

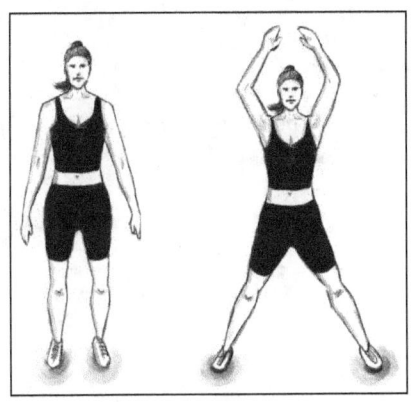

ABBILDUNG 25 – JUMPING JACKS

WOCHE 26

Tag	Mo	Di	Mi	Do	Fr	Sa	So
Workout	1		2		3		
Kategorie	K	--	A	--	K	--	--

Tag 1 – Montag
WOD 1:

Kategorie: K	
Übungen:	• 10 Bulgarian Split Squat (10 pro Seite) • 10 Squat Side Kicks (5 pro Seite) • 10 Knee Arms Cross (10 pro Seite) • 10 Donkey Kicks (10 pro Seite)
Ablauf:	3 Runden, 90s Pause zwischen den Runden

Tag 2 – Mittwoch
WOD 2:

Kategorie: A	
Übungen:	• 150 Jumping Jacks
Ablauf:	Auf Zeit

Tag 3 – Freitag
WOD 3: Cindy (Woche 4)

Kategorie: K	
Übungen:	• 5 Pull-ups • 10 Push-ups • 15 Air Squats
Ablauf:	AMRAP: As many rounds as possible in 20min (Goal: 18 Rounds)

Woche 27

Tag	Mo	Di	Mi	Do	Fr	Sa	So
Workout	1		2		3		
Kategorie	K	--	A	--	K	--	--

Tag 1 – Montag
WOD 1:

Kategorie: K	
Übungen:	• 10 Squat Side Kicks (5 pro Seite) • 10 Knee Arms Cross (10 pro Seite) • 10 Donkey Kicks (10 pro Seite) • 45s Plank
Ablauf:	3 Runden, 90s Pause zwischen den Runden

Tag 2 – Mittwoch
WOD 2:

Kategorie: A	
Übungen:	• 200 Jumping Jacks
Ablauf:	Auf Zeit

Tag 3 – Freitag
WOD 3: Grace (Woche 1)

Kategorie: K	
Übungen:	• Clean and Jerk
Ablauf:	30 Wiederholungen (Goal: 20kg)

„Grace"-WOD

Grace nutzt nur eine komplexe Übung, die den Clean und den Jerk miteinander kombiniert. Nach jeder Clean-Wiederholung führt man einen Jerk aus und geht wieder in die Ausgangsposition für den Clean. Ziel ist es, am Ende 30 Wiederholungen mit etwa 60kg zu schaffen.

WOCHE 28

Tag	Mo	Di	Mi	Do	Fr	Sa	So
Workout	1		2		3		
Kategorie	K	--	A	--	K	--	--

Tag 1 – Montag
WOD 1:

Kategorie: K	
Übungen:	• 10 Knee Arms Cross (10 pro Seite) • 10 Donkey Kicks (10 pro Seite) • 45s Plank • 10 Air Squats
Ablauf:	3 Runden, 90s Pause zwischen den Runden

Tag 2 – Mittwoch
WOD 2:

Kategorie: A	
Übungen:	• 250 Jumping Jacks
Ablauf:	Auf Zeit

Tag 3 – Freitag
WOD 3: Grace (Woche 2)

Kategorie: K	
Übungen:	• Clean and Jerk
Ablauf:	30 Wiederholungen (Goal: 25kg)

WOCHE 29

Tag	Mo	Di	Mi	Do	Fr	Sa	So
Workout	1		2		3		
Kategorie	K	--	A	--	K	--	--

Tag 1 – Montag
WOD 1:

Kategorie: K	
Übungen:	• 10 Donkey Kicks (10 pro Seite) • 45s Plank • 10 Air Squats • Maximum Pull-ups
Ablauf:	3 Runden, 90s Pause zwischen den Runden

Tag 2 – Mittwoch
WOD 2:

Kategorie: A	
Übungen:	• 500 Jumping Jacks
Ablauf:	Auf Zeit

Tag 3 – Freitag
WOD 3: Grace (Woche 3)

Kategorie: K	
Übungen:	• Clean and Jerk
Ablauf:	30 Wiederholungen (Goal: 30kg)

Tag	Mo	Di	Mi	Do	Fr	Sa	So
Workout	1		2		3		
Kategorie	K	--	A	--	K	--	--

Tag 1 – Montag

WOD 1:

Kategorie: K	
Übungen:	• 45s Plank
	• 10 Air Squats
	• Maximum Pull-ups
	• 10 Push-ups
Ablauf:	3 Runden, 90s Pause zwischen den Runden

Tag 2 – Mittwoch

WOD 2:

Kategorie: A	
Übungen:	• 100 Bench Jumps
Ablauf:	Auf Zeit

Tag 3 – Freitag

WOD 3: Grace (Woche 4)

Kategorie: K	
Übungen:	• Clean and Jerk
Ablauf:	30 Wiederholungen (Goal: 35kg)

NEUE ÜBUNGEN IN WOCHE 30

Bench Jumps

Bench Jumps sind sehr ausdauerlastig, weshalb man sie als Ausdauerübung bezeichnen kann. Positioniere Deine Füße einfach neben einer Bank und lege beide Hände auf deren Kopfseite. Anschließend springst Du einfach mit beiden Beinen von einer Seite zur anderen.

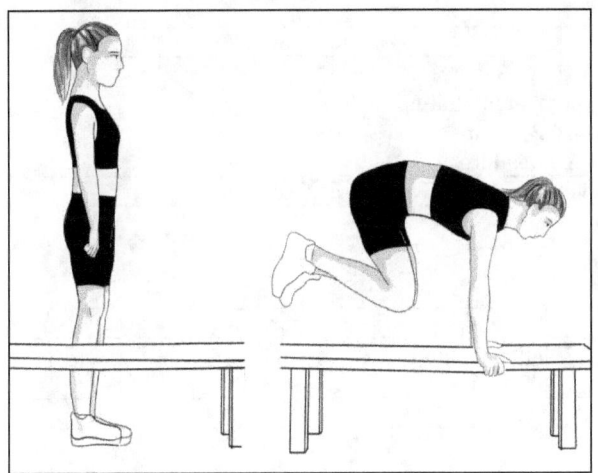

ABBILDUNG 26 – BENCH JUMPS

Woche 31

Tag	Mo	Di	Mi	Do	Fr	Sa	So
Workout	1		2		3		
Kategorie	K	--	A	--	K A	--	--

Tag 1 – Montag
WOD 1:

Kategorie: K	
Übungen:	• 10 Air Squats • Maximum Pull-ups • 10 Push-ups • 10 Deadlift
Ablauf:	3 Runden, 90s Pause zwischen den Runden

Tag 2 – Mittwoch
WOD 2:

Kategorie: A	
Übungen:	• 100 Bench Jumps • 100 Skater
Ablauf:	Auf Zeit

Tag 3 – Freitag
WOD 3:

Kategorie: K/A	
Übungen:	• 5.000m Laufen • Alle 1.000m: 10 Push-ups, 10 Air Squats, 10 Crunches
Ablauf:	Auf Zeit

NEUE ÜBUNGEN IN WOCHE 31

Skater

Der Skater ist ebenfalls eine Ausdauerübung und erinnert ein wenig an einen Eisschnellläufer oder Inline-Skater. Ausgangsposition ist im Prinzip die Sprintposition. Von dieser aus springst Du einfach immer abwechselnd mit einem Deiner Füße auf einen fixen Punkt vor Dir, während der andere hinter Dir in der Luft ist.

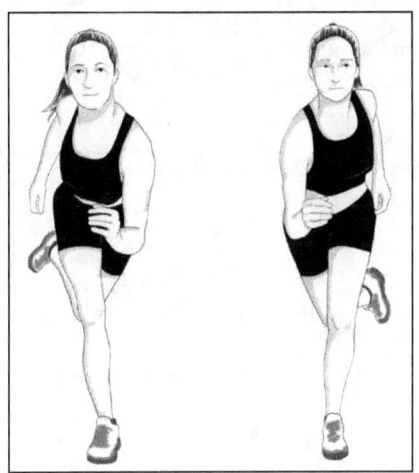

ABBILDUNG 27 – SKATER

WOCHE 32

Tag	Mo	Di	Mi	Do	Fr	Sa	So
Workout	1		2		3		
Kategorie	K	--	A	--	K A	--	--

Tag 1 – Montag
WOD 1:

Kategorie: K	
Übungen:	• Maximum Pull-ups • 10 Push-ups • 10 Deadlift • 10 Inverted Row
Ablauf:	3 Runden, 90s Pause zwischen den Runden

Tag 2 – Mittwoch
WOD 2:

Kategorie: A	
Übungen:	• 150 Bench Jumps • 150 Skater
Ablauf:	Auf Zeit

Tag 3 – Freitag
WOD 3:

Kategorie: K/A	
Übungen:	• 2.000m Laufen • Alle 500m: 10 Push-ups, 10 Air Squats, 10 Crunches
Ablauf:	Auf Zeit

Workouts für Advanced (Woche 33 - 48)

Im Advanced Bereich steigen die Intensitäten weiter. Von nun an werden auch 4 Trainingstage pro Woche gefordert. Dabei solltest Du beachten, dass man nie mehr als 2 Trainingstage hintereinander absolvieren sollte, damit der Körper ausreichend Zeit hat, sich zu regenerieren.

Ein Trainingstag ist weiterhin ein reiner Krafttrainingstag. An diesem Tag kannst Du weiter an Deiner Technik feilen und die Übungen wiederholen, mit deren Ausführung Du noch nicht so ganz zufrieden bist.

Auch ein Ausdauertrainingstag ist weiter Bestandteil einer Trainingswoche. Ab hier kombinieren wir verschiedene Ausdauerübungen, so dass Du zum Beispiel Laufen und Burpees in einem Workout verbinden musst.

Die anderen beiden Trainingstage sind den Benchmark-WODs gewidmet. In den letzten Trainingswochen werden diese dann im vollen Umfang auftauchen.

Falls Du den bisherigen Trainingsplan nicht konsequent umgesetzt hast, empfehle ich Dir, zumindest zum Anfang des Intermediate Trainings zurückzugehen und das Training der Wochen 13-32 zu wiederholen, da ansonsten die folgenden Workouts zu intensiv für Dich sind.

Tag	Mo	Di	Mi	Do	Fr	Sa	So
Workout	1		2		3		4
Kategorie	K	--	K	--	A	--	K

Tag 1 – Montag
WOD 1:

Kategorie: K	
Übungen:	• 10 Push-ups • 10 Deadlift • 10 Inverted Row • 10 Lunge (10 pro Seite)
Ablauf:	3 Runden, 90s Pause zwischen den Runden

Tag 2 – Mittwoch
WOD 2: Isabel (Woche 1)

Kategorie: K	
Übungen:	• Snatch
Ablauf:	30 Wiederholungen, auf Zeit (Goal: 20kg)

„Isabel"-WOD

Isabel ist ein WOD, welches wieder nur eine Übung verwendet. Achte dabei auf Deine Technik und versuche bei der Ausführung nicht unsauber zu werden, nur damit Du eine bessere Zeit hinbekommst. Das Gewicht steigt bei dieser Übung jede Woche.

Tag 3 – Freitag
WOD 3:

Kategorie: A	
Übungen:	• 400m Laufen • 10 Burpees
Ablauf:	3 Runden, auf Zeit

Tag 4 – Sonntag
WOD 4: Linda (Woche 1)

Kategorie: K	
Übungen:	• Deadlift (Gewicht: 0,5x Körpergewicht) • Benchpress (Gewicht: 0,5x Körpergewicht) • Clean (Gewicht: 0,25x Körpergewicht)
Ablauf:	10/6/3/1 Wiederholungen pro Runde

„Linda"-WOD

Bei Linda werden durchgehend Gewichte verwendet. Beim Benchpress solltest Du ebenfalls eine Langhantel benutzen, sofern Du eine hast. In den folgenden Wochen steigern sich nicht nur die Gewichte, sondern auch die Runden bzw. Wiederholungszahlen.

WOCHE 34

Tag	Mo	Di	Mi	Do	Fr	Sa	So
Workout	1		2		3		4
Kategorie	K	--	K	--	A	--	K

Tag 1 – Montag
WOD 1:

Kategorie: K	
Übungen:	• 10 Deadlift • 10 Inverted Row • 10 Lunge (10 pro Seite) • Maximum Knees to Elbow
Ablauf:	3 Runden, 90s Pause zwischen den Runden

Tag 2 – Mittwoch
WOD 2: Isabel (Woche 2)

Kategorie: K	
Übungen:	• Snatch
Ablauf:	30 Wiederholungen, auf Zeit (Goal: 25kg)

Tag 3 – Freitag
WOD 3:

Kategorie: A	
Übungen:	• 400m Laufen • 10 Burpees
Ablauf:	4 Runden, auf Zeit

Tag 4 – Sonntag
WOD 4: Linda (Woche 2)

Kategorie: K	
Übungen:	• Deadlift (Gewicht: 0,75x Körpergewicht) • Benchpress (Gewicht: 0,75x Körpergewicht) • Clean (Gewicht: 0,5x Körpergewicht)
Ablauf:	10/8/6/4/2 Wiederholungen pro Runde

WOCHE 35

Tag	Mo	Di	Mi	Do	Fr	Sa	So
Workout	1		2		3		4
Kategorie	K	--	K	--	A	--	K

Tag 1 – Montag
WOD 1:

Kategorie: K	
Übungen:	• 10 Inverted Row • 10 Lunge (10 pro Seite) • Maximum Knees to Elbow • 10 Diamond Push-ups
Ablauf:	3 Runden, 90s Pause zwischen den Runden

Tag 2 – Mittwoch
WOD 2: Isabel (Woche 3)

Kategorie: K	
Übungen:	• Snatch
Ablauf:	30 Wiederholungen, auf Zeit (Goal: 30kg)

Tag 3 – Freitag
WOD 3:

Kategorie: A	
Übungen:	• 400m Laufen • 10 Burpees
Ablauf:	5 Runden, auf Zeit

Tag 4 – Sonntag
WOD 4: Linda (Woche 3)

Kategorie: K	
Übungen:	• Deadlift (Gewicht: Körpergewicht) • Benchpress (Gewicht: 0,75x Körpergewicht) • Clean (Gewicht: 0,5x Körpergewicht)
Ablauf:	10/8/6/5/4/3/2/1 Wiederholungen pro Runde

WOCHE 36

Tag	Mo	Di	Mi	Do	Fr	Sa	So
Workout	1		2		3		4
Kategorie	K	--	K	--	A	--	K

Tag 1 – Montag
WOD 1:

Kategorie: K	
Übungen:	• 10 Lunge (10 pro Seite) • Maximum Knees to Elbow • 10 Diamond Push-ups • 10 Bulgarian Split Squat (10 pro Seite)
Ablauf:	3 Runden, 90s Pause zwischen den Runden

Tag 2 – Mittwoch
WOD 2: Isabel (Woche 4)

Kategorie: K	
Übungen:	• Snatch
Ablauf:	30 Wiederholungen, auf Zeit (Goal: 35kg)

Tag 3 – Freitag
WOD 3:

Kategorie: A	
Übungen:	• 400m Laufen • 10 Burpees
Ablauf:	6 Runden, auf Zeit

Tag 4 – Sonntag
WOD 4: Linda (Woche 4)

Kategorie: K	
Übungen:	• Deadlift (Gewicht: Körpergewicht) • Benchpress (Gewicht: Körpergewicht) • Clean (Gewicht: 0,5x Körpergewicht)
Ablauf:	10/9/8/7/6/5/4/3/2/1 Wiederholungen pro Runde

Tag	Mo	Di	Mi	Do	Fr	Sa	So
Workout	1		2		3		4
Kategorie	K	--	K A	--	A	--	K

Tag 1 – Montag
WOD 1:

Kategorie: K	
Übungen:	• Maximum Knees to Elbow • 10 Diamond Push-ups • 10 Bulgarian Split Squat (10 pro Seite) • 10 Donkey Kicks (10 pro Seite)
Ablauf:	3 Runden, 90s Pause zwischen den Runden

Tag 2 – Mittwoch
WOD 2: Annie (Woche 1)

Kategorie: K/A	
Übungen:	• Double Jump • Crunches
Ablauf:	50/30/10 Wiederholungen, auf Zeit

„Annie"-WOD

Annie fordert Kraft und Ausdauer, indem man den Double Jump und Crunches kombiniert. In jeder Runde sinken die Wiederholungszahlen und Du solltest versuchen, das WOD so schnell wie möglich zu absolvieren.

Tag 3 – Freitag
WOD 3:

Kategorie: A	
Übungen:	• 1.000m Laufen • 25 Jumping Jacks
Ablauf:	2 Runden, auf Zeit

Tag 4 – Sonntag
WOD 4: Lynne (Woche 1)

Kategorie: K	
Übungen:	• Benchpress (Gewicht: 0,5x Körpergewicht) • Pull-ups
Ablauf:	3 Runden, maximale Wiederholungszahl

„Lynne"-WOD

Bei Lynne solltest Du in jeder Runde versuchen, Deine maximale Wiederholungszahl zu erreichen. In den folgenden Wochen kommen zusätzliche Runden hinzu und das Gewicht beim Benchpress wird gesteigert. Auch bei diesem WOD kannst Du die Benchpress Übung mit einer Langhantel durchführen.

WOCHE 38

Tag	Mo	Di	Mi	Do	Fr	Sa	So
Workout	1		2		3		4
Kategorie	K	--	K A	--	A	--	K

Tag 1 – Montag
WOD 1:

Kategorie: K	
Übungen:	• 10 Diamond Push-ups • 10 Bulgarian Split Squat (10 pro Seite) • 10 Donkey Kicks (10 pro Seite) • 10 Jerk
Ablauf:	3 Runden, 90s Pause zwischen den Runden

Tag 2 – Mittwoch
WOD 2: Annie (Woche 2)

Kategorie: K/A	
Übungen:	• Double Jump • Crunches
Ablauf:	50/30/20/10 Wiederholungen, auf Zeit

Tag 3 – Freitag
WOD 3:

Kategorie: A	
Übungen:	• 1.000m Laufen • 25 Jumping Jacks
Ablauf:	3 Runden, auf Zeit

Tag 4 – Sonntag
WOD 4: Lynne (Woche 2)

Kategorie: K	
Übungen:	• Benchpress (Gewicht: 0,75x Körpergewicht) • Pull-ups
Ablauf:	3 Runden, maximale Wiederholungszahl

Tag	Mo	Di	Mi	Do	Fr	Sa	So
Workout	1		2		3		4
Kategorie	K	--	K A	--	A	--	K

Tag 1 – Montag
WOD 1:

Kategorie: K	
Übungen:	• 10 Bulgarian Split Squat (10 pro Seite) • 10 Donkey Kicks (10 pro Seite) • 10 Jerk • 10 Clap Push-ups
Ablauf:	3 Runden, 90s Pause zwischen den Runden

Tag 2 – Mittwoch
WOD 2: Annie (Woche 3)

Kategorie: K/A	
Übungen:	• Double Jump • Crunches
Ablauf:	50/30/20/10/5 Wiederholungen, auf Zeit

Tag 3 – Freitag
WOD 3:

Kategorie: A	
Übungen:	• 1.000m Laufen • 25 Jumping Jacks
Ablauf:	4 Runden, auf Zeit

Tag 4 – Sonntag
WOD 4: Lynne (Woche 3)

Kategorie: K	
Übungen:	• Benchpress (Gewicht: Körpergewicht) • Pull-ups
Ablauf:	3 Runden, maximale Wiederholungszahl

WOCHE 40

Tag	Mo	Di	Mi	Do	Fr	Sa	So
Workout	1		2		3		4
Kategorie	K	--	K A	--	A	--	K

Tag 1 – Montag
WOD 1:

Kategorie: K	
Übungen:	• 10 Donkey Kicks (10 pro Seite) • 10 Jerk • 10 Clap Push-ups • 60s V-Seat
Ablauf:	3 Runden, 90s Pause zwischen den Runden

Tag 2 – Mittwoch
WOD 2: Annie (Woche 4)

Kategorie: K/A	
Übungen:	• Double Jump • Crunches
Ablauf:	50/40/30/20/10 Wiederholungen, auf Zeit

Tag 3 – Freitag
WOD 3:

Kategorie: A	
Übungen:	• 1.000m Laufen • 25 Jumping Jacks
Ablauf:	5 Runden, auf Zeit

Tag 4 – Sonntag
WOD 4: Lynne (Woche 4)

Kategorie: K	
Übungen:	• Benchpress (Gewicht: Körpergewicht) • Pull-ups
Ablauf:	5 Runden, maximale Wiederholungszahl

Tag	Mo	Di	Mi	Do	Fr	Sa	So
Workout	1		2		3		4
Kategorie	K	--	K	--	A	--	K
							A

Tag 1 – Montag
WOD 1:

Kategorie: K	
Übungen:	• 10 Jerk • 10 Clap Push-ups • 60s V-Seat • 60s Wall Chair
Ablauf:	3 Runden, 90s Pause zwischen den Runden

Tag 2 – Mittwoch
WOD 2: DT (Woche 1)

Kategorie: K	
Übungen:	• 12 Deadlift • 9 Clean • 6 Jerk
Ablauf:	3 Runden, auf Zeit (Goal: 35kg)

„DT"-WOD
DT verbindet wieder 3 komplexe Langhantelübungen.

Tag 3 – Freitag
WOD 3: Griff (Woche 1)

Kategorie: A	
Übungen:	• 800m Laufen • 400m Laufen (Rückwärts)
Ablauf:	2 Runden, auf Zeit

„Griff"-WOD
Griff ist ein reines Ausdauer-WOD.

Tag 4 – Sonntag
WOD 4: Murph (Woche 1)

Kategorie: K/A	
Übungen:	• 1mile Laufen • 10 Pull-ups • 20 Push-ups • 30 Air Squats • 1mile Laufen
Ablauf:	Auf Zeit

„Murph"-WOD
Murph kombiniert wieder Ausdauer- und Kraftübungen.

WOCHE 42

Tag	Mo	Di	Mi	Do	Fr	Sa	So
Workout	1		2		3		4
Kategorie	K	--	K	--	A	--	K
							A

Tag 1 – Montag
WOD 1:

Kategorie: K	
Übungen:	• 10 Clap Push-ups • 60s V-Seat • 60s Wall Chair • 10 Squat Side Kick (10 pro Seite)
Ablauf:	3 Runden, 90s Pause zwischen den Runden

Tag 2 – Mittwoch
WOD 2: DT (Woche 2)

Kategorie: K	
Übungen:	• 12 Deadlift • 9 Clean • 6 Jerk
Ablauf:	3 Runden, auf Zeit (Goal: 45kg)

Tag 3 – Freitag
WOD 3: Griff (Woche 2)

Kategorie: A	
Übungen:	• 800m Laufen • 400m Laufen (Rückwärts)
Ablauf:	3 Runden, auf Zeit

Tag 4 – Sonntag
WOD 4: Murph (Woche 2)

Kategorie: K/A	
Übungen:	• 1mile Laufen • 20 Pull-ups • 30 Push-ups • 40 Air Squats • 1mile Laufen
Ablauf:	Auf Zeit

Woche 43

Tag	Mo	Di	Mi	Do	Fr	Sa	So
Workout	1		2		3		4
Kategorie	K	--	K	--	A	--	K A

Tag 1 – Montag
WOD 1:

Kategorie: K	
Übungen:	• 60s V-Seat • 60s Wall Chair • 10 Squat Side Kick (10 pro Seite) • 10 Chest Touch Push-ups
Ablauf:	3 Runden, 90s Pause zwischen den Runden

Tag 2 – Mittwoch
WOD 2: DT (Woche 3)

Kategorie: K	
Übungen:	• 12 Deadlift • 9 Clean • 6 Jerk
Ablauf:	4 Runden, auf Zeit (Goal: 45kg)

Tag 3 – Freitag
WOD 3: Griff (Woche 3)

Kategorie: A	
Übungen:	• 800m Laufen • 400m Laufen (Rückwärts)
Ablauf:	4 Runden, auf Zeit

Tag 4 – Sonntag
WOD 4: Murph (Woche 3)

Kategorie: K/A	
Übungen:	• 1mile Laufen • 30 Pull-ups • 40 Push-ups • 50 Air Squats • 1mile Laufen
Ablauf:	Auf Zeit

WOCHE 44

Tag	Mo	Di	Mi	Do	Fr	Sa	So
Workout	1		2		3		4
Kategorie	K	--	K	--	A	--	K A

Tag 1 – Montag
WOD 1:

Kategorie: K	
Übungen:	• 60s Wall Chair • 10 Squat Side Kick (10 pro Seite) • 10 Chest Touch Push-ups • 25 Plank Jacks
Ablauf:	3 Runden, 90s Pause zwischen den Runden

Tag 2 – Mittwoch
WOD 2: DT (Woche 4)

Kategorie: K	
Übungen:	• 12 Deadlift • 9 Clean • 6 Jerk
Ablauf:	5 Runden, auf Zeit (Goal: 45kg)

Tag 3 – Freitag
WOD 3:

Kategorie: A	
Übungen:	• 1min Double Jump • 5min Laufen
Ablauf:	3 Runden, maximale Distanz beim Laufen

Tag 4 – Sonntag
WOD 4: Murph (Woche 4)

Kategorie: K/A	
Übungen:	• 1mile Laufen • 40 Pull-ups • 50 Push-ups • 75 Air Squats • 1mile Laufen
Ablauf:	Auf Zeit

Tag	Mo	Di	Mi	Do	Fr	Sa	So
Workout	1		2		3		4
Kategorie	K	--	K	--	A	--	K
			A				A

Tag 1 – Montag
WOD 1:

Kategorie: K	
Übungen:	• 10 Squat Side Kick (10 pro Seite) • 10 Chest Touch Push-ups • 25 Plank Jacks • 10 Knee arms cross (10 pro Seite)
Ablauf:	3 Runden, 90s Pause zwischen den Runden

Tag 2 – Mittwoch
WOD 2: Helton (Woche 1)

Kategorie: K/A	
Übungen:	• 800m Laufen • 10 Clean (Gewicht: 20kg) • 10 Burpees
Ablauf:	2 Runden, auf Zeit

„Helton"-WOD

Helton kombiniert Ausdauer- und Krafttraining. Wobei lediglich eine Krafttrainingsübung und zwei Ausdauerübungen genutzt werden.

Tag 3 – Freitag
WOD 3:

Kategorie: A	
Übungen:	• 1min Double Jump • 5min Laufen
Ablauf:	4 Runden, maximale Distanz beim Laufen

Tag 4 – Sonntag
WOD 4: Bradley (Woche 1)

Kategorie: K/A	
Übungen:	• 100m Sprint • 10 Pull-ups • 100m Sprint • 10 Burpees
Ablauf:	4 Runden, 30s Pause zwischen den Runden, auf Zeit

„Bradley"-WOD

Bradley ist das erste WOD, das auch Sprints nutzt. Im Prinzip ist es sehr ausdauerfokussiert, aber durch die Pull-ups wird auch die Kraft miteinbezogen.

Woche 46

Tag	Mo	Di	Mi	Do	Fr	Sa	So
Workout	1		2		3		4
Kategorie	K	--	K A	--	A	--	K A

Tag 1 – Montag
WOD 1:

Kategorie: K	
Übungen:	• 10 Chest Touch Push-ups • 25 Plank Jacks • 10 Knee arms cross (10 pro Seite) • 10 Deadlift
Ablauf:	3 Runden, 90s Pause zwischen den Runden

Tag 2 – Mittwoch
WOD 2: Helton (Woche 2)

Kategorie: K/A	
Übungen:	• 800m Laufen • 20 Clean (Gewicht: 20kg) • 20 Burpees
Ablauf:	2 Runden, auf Zeit

Tag 3 – Freitag
WOD 3:

Kategorie: A	
Übungen:	• 1min Double Jump • 5min Laufen
Ablauf:	5 Runden, maximale Distanz beim Laufen

Tag 4 – Sonntag
WOD 4: Bradley (Woche 2)

Kategorie: K/A	
Übungen:	• 100m Sprint • 10 Pull-ups • 100m Sprint • 10 Burpees
Ablauf:	5 Runden, 30s Pause zwischen den Runden, auf Zeit

Woche 47

Tag	Mo	Di	Mi	Do	Fr	Sa	So
Workout	1		2		3		4
Kategorie	K	--	K	--	A	--	K
			A				A

Tag 1 – Montag
WOD 1:

Kategorie: K	
Übungen:	• 25 Plank Jacks • 10 Knee arms cross (10 pro Seite) • 10 Deadlift • 10 Clean
Ablauf:	3 Runden, 90s Pause zwischen den Runden

Tag 2 – Mittwoch
WOD 2: Helton (Woche 3)

Kategorie: K/A	
Übungen:	• 800m Laufen • 30 Clean (Gewicht: 20kg) • 30 Burpees
Ablauf:	2 Runden, auf Zeit

Tag 3 – Freitag
WOD 3:

Kategorie: A	
Übungen:	• 1min Alternate Jump • 1min Double Jump • 50 Jumping Jacks
Ablauf:	3 Runden, maximale Distanz beim Laufen

Tag 4 – Sonntag
WOD 4: Bradley (Woche 3)

Kategorie: K/A	
Übungen:	• 100m Sprint • 10 Pull-ups • 100m Sprint • 10 Burpees
Ablauf:	6 Runden, 30s Pause zwischen den Runden, auf Zeit

WOCHE 48

Tag	Mo	Di	Mi	Do	Fr	Sa	So
Workout	1		2		3		4
Kategorie	K	--	K	--	A	--	K
			A				A

Tag 1 – Montag
WOD 1:

Kategorie: K	
Übungen:	• 10 Knee arms cross (10 pro Seite) • 10 Deadlift • 10 Clean • 10 Dumbbell Benchpress
Ablauf:	3 Runden, 90s Pause zwischen den Runden

Tag 2 – Mittwoch
WOD 2: Helton (Woche 4)

Kategorie: K/A	
Übungen:	• 800m Laufen • 30 Clean (Gewicht: 20kg) • 30 Burpees
Ablauf:	3 Runden, auf Zeit

Tag 3 – Freitag
WOD 3:

Kategorie: A	
Übungen:	• 1min Alternate Jump • 1min Double Jump • 50 Jumping Jacks
Ablauf:	4 Runden, maximale Distanz beim Laufen

Tag 4 – Sonntag
WOD 4: Bradley (Woche 4)

Kategorie: K/A	
Übungen:	• 100m Sprint • 10 Pull-ups • 100m Sprint • 10 Burpees
Ablauf:	7 Runden, 30s Pause zwischen den Runden, auf Zeit

WOD Weeks (Woche 49 - 52)

In den letzten 4 Wochen des Trainingsjahres warten dieselben WODs auf Dich, die Du bereits kennengelernt hast. Allerdings gehen wir diesmal bei jedem WOD über die volle Distanz und den vollen Umfang. Ohne die richtige Vorbereitung, durch das Training in den Wochen 1-48, wirst Du diese WODs nicht schaffen können. Solltest Du also den Trainingsplan bis hierhin nicht diszipliniert umgesetzt haben, ist es ratsam, zum Anfang zurückzukehren.

Die folgenden Workouts sind so beschaffen, dass man sie individuell schwieriger machen kann, indem man sie schneller absolviert, mehr Gewicht nimmt oder in der vorgegebenen Zeit mehr Runden und Wiederholungen absolviert. Nutze dieses Prinzip, um Dich individuell und spezifisch an Deine eigenen Grenzen zu bringen.

Woche 49

Tag	Mo	Di	Mi	Do	Fr	Sa	So
Workout	1		2		3		4
Kategorie	K	--	K	--	K A	--	K A

Tag 1 – Montag
WOD 1: ANgie

Kategorie: K	
Übungen:	• 100 Pull-ups • 100 Push-ups • 100 Crunches • 100 Air Squats
Ablauf:	Auf Zeit

Tag 2 – Mittwoch
WOD 2: Isabel

Kategorie: K	
Übungen:	• 30 Snatch
Ablauf:	Auf Zeit (Goal: 60kg)

Tag 3 – Freitag
WOD 3: Annie

Kategorie: K/A	
Übungen:	• Double Jump • Crunches
Ablauf:	50/40/30/20/10 Wiederholungen, auf Zeit

Tag 4 – Sonntag
WOD 4: Jared (Woche 1)

Kategorie: K/A	
Übungen:	• 800m Lauf • 40 Pull-ups • 70 Push-ups
Ablauf:	Auf Zeit

„Jared"-WOD

Jared ist neu. Deshalb starten wir hier mit nur einer Runde und jede Woche kommt eine weitere hinzu.

Woche 50

Tag	Mo	Di	Mi	Do	Fr	Sa	So
Workout	1		2		3		4
Kategorie	K	--	K	--	K A	--	K A

Tag 1 – Montag
WOD 1: Barbara

Kategorie: K	
Übungen:	• 20 Pull-ups • 30 Push-ups • 40 Crunches • 50 Air Squats
Ablauf:	5 Runden, auf Zeit

Tag 2 – Mittwoch
WOD 2: Grace

Kategorie: K	
Übungen:	• 30 Clean and Jerk
Ablauf:	Auf Zeit (Goal: 60kg)

Tag 3 – Freitag
WOD 3: Murph

Kategorie: K/A	
Übungen:	• 1mile Laufen • 100 Pull-ups • 200 Push-ups • 300 Air Squats • 1mile Laufen
Ablauf:	Auf Zeit

Tag 4 – Sonntag
WOD 4: Jared (Woche 2)

Kategorie: K/A	
Übungen:	• 800m Lauf • 40 Pull-ups • 70 Push-ups
Ablauf:	2 Runden, auf Zeit

WOCHE 51

Tag	Mo	Di	Mi	Do	Fr	Sa	So
Workout	1		2		3		4
Kategorie	K	--	K	--	A	--	K
							A

Tag 1 – Montag
WOD 1: Chelsea

Kategorie: K	
Übungen:	• 5 Pull-ups • 10 Push-ups • 15 Air Squats
Ablauf:	Every minute on the minute für 30min

Tag 2 – Mittwoch
WOD 2: Linda

Kategorie: K	
Übungen:	• Deadlift (1,5x Körpergewicht) • Benchpress (Körpergewicht) • Clean (0,75x Körpergewicht)
Ablauf:	10/9/8/7/6/5/4/3/2/1 Wiederholungen, auf Zeit

Tag 3 – Freitag
WOD 3: Griff

Kategorie: A	
Übungen:	• 800m Laufen • 400 Laufen (Rückwärts)
Ablauf:	2 Runden, auf Zeit

Tag 4 – Sonntag
WOD 4: Jared (Woche 3)

Kategorie: K/A	
Übungen:	• 800m Lauf • 40 Pull-ups • 70 Push-ups
Ablauf:	3 Runden, auf Zeit

WOCHE 52

Tag	Mo	Di	Mi	Do	Fr	Sa	So
Workout	1		2		3		4
Kategorie	K	--	K	--	K A	--	K A

Tag 1 – Montag
WOD 1: Cindy

Kategorie: K	
Übungen:	• 5 Pull-ups • 10 Push-ups • 15 Air Squats
Ablauf:	AMRAP: As many rounds as possible in 20min

Tag 2 – Mittwoch
WOD 2: DT

Kategorie: K	
Übungen:	• 12 Deadlift • 9 Clean • 6 Jerk
Ablauf:	5 Runden, auf Zeit (Goal: 70kg)

Tag 3 – Freitag
WOD 3: Helton

Kategorie: K/A	
Übungen:	• 800m Laufen • 30 Clean (Gewicht: 20kg) • 30 Burpees
Ablauf:	3 Runden, auf Zeit

Tag 4 – Sonntag
WOD 4: Jared (Woche 4)

Kategorie: K/A	
Übungen:	• 800m Lauf • 40 Pull-ups • 70 Push-ups
Ablauf:	4 Runden, auf Zeit

Anhang

Übersicht WODs

„ANGIE"

- 100 Pull-ups
- 100 Push-ups
- 100 Crunch
- 100 Squats

Auf Zeit. Alle Wiederholungen einer Übung beenden, bevor man zur nächsten übergeht.

„BARBARA"

- 20 Pull-ups
- 30 Push-ups
- 40 Crunch
- 50 Squats

5 Runden

Auf Zeit

„CHELSEA"

- 5 Pull-ups
- 10 Push-ups
- 15 Squats

Jede Minute alle 3 Übungen für insgesamt 30min

„CINDY"

- 5 Pull-ups
- 10 Push-ups
- 15 Squats

AMRAP: As Many Rounds As Possible in 20min

„GRACE"

- Clean and Jerk 135lbs (ca. 60kg)

30 Wiederholungen auf Zeit

„ISABEL"

- Snatch 135lbs (ca. 60kg)

30 Wiederholungen auf Zeit

„LINDA" (AKA "3 BARS OF DEATH")

- Deadlift 1 .5x Bodyweight
- Benchpress Bodyweight
- Clean 0.75x Bodyweight

10/9/8/7/6/5/4/3/2/1 Wiederholungen pro Runde

Auf Zeit

„ANNIE"

- Double Jump
- Crunch

50-40-30-20-10 Wiederholungen pro Runden

Auf Zeit

„LYNNE"

- Benchpress Bodyweight
- Pull-ups

5 Runden

Maximale Wiederholungszahl

„DT"

- 12 Deadlift 155lbs (ca. 70kg)
- 9 Hang Power Clean 155lbs (ca. 70kg)
- 6 Push Jerk 155lbs (ca. 70kg)

5 Runden
Auf Zeit

MURPH (AKA „BODY ARMOUR")

- 1 mile Run
- 100 Pull-ups
- 200 Push-ups
- 300 Squats
- 1 mile Run

Auf Zeit

„GRIFF"

- 800m Run
- 400m Run backwards
- 800m Run
- 400m Run backwards

Auf Zeit

„HELTON"

- 800m Run
- 30 Squat Clean 50lb (ca. 20kg) Dumbbells
- 30 Burpees

3 Runden
Auf Zeit

„BRADLEY"

- 100m Sprint
- 10 Pull-ups
- 100m Sprint
- 10 Burpees
- 30s Pause

10 Runden
Auf Zeit

„JARED"

- 800m Run
- 40 Pull-ups
- 70 Push-ups

4 Runden
Auf Zeit

HILFREICHE BÜCHER/LINKS

WEITERE BÜCHER VON MIR
- „Schlank und Fit – Keine Diät, Kein Training – Trotzdem Abnehmen"
- „Beginner Cross Training"
- „Bodyweight Cross Training"
- „Advanced Cross Training"
- „Kettlebell Cross Training"
- „Women Cross Training"

BÜCHER
- „Ultimate Cross Training WOD-List" von Michael Saunders ist sehr umfangreich und beinhaltet neben den Benchmark-WOD'S noch viele weitere Workouts, darunter auch die Hero-WOD'S. Insgesamt findest du in dem Buch knapp 1.000 WOD'S, mit denen du dich dein ganzes Leben lang beschäftigen kannst.

WEBSEITEN
- www.roguefitness.com
- www.fitstrongsexy.de
- www.theboxmag.com
- www.woddrive.com

EQUIPMENT
- www.prospeedrope.de
- www.badcompany.biz

ABSCHLUSS

Vielen Dank, dass Du dieses Buch erworben hast. Ich hoffe, es hat Dir bei Deinem Training geholfen und Du hast den 365-Tage-Trainingsplan komplett durchgezogen. Falls Du das gemacht hast, bin ich mir sicher, dass Du im letzten Jahr immense Fortschritte machen konntest.

Sofern Dir dieses Buch gefallen hat, würde ich mich über eine Rezension auf Amazon freuen. Lieder gibt es nämlich viele Fake-Rezensionen auf Amazon, die es Käufern schwer machen gute Bücher zu finden. Jede ehrliche Rezension ist daher Gold wert.

Liebe Grüße und noch viel Spaß und Erfolg beim Training wünscht dir Michael Brauer von Fit Strong Sexy.